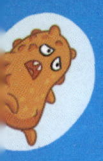

每个人都是自己健康的第一

疫苗接种知多少

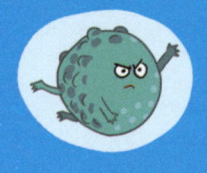

韦继芳　王秋云 ◎ 主　编
瞿　彬　李　学　高　岚 ◎ 副主编
叶新贵 ◎ 主　审

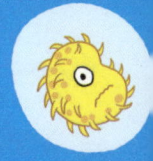

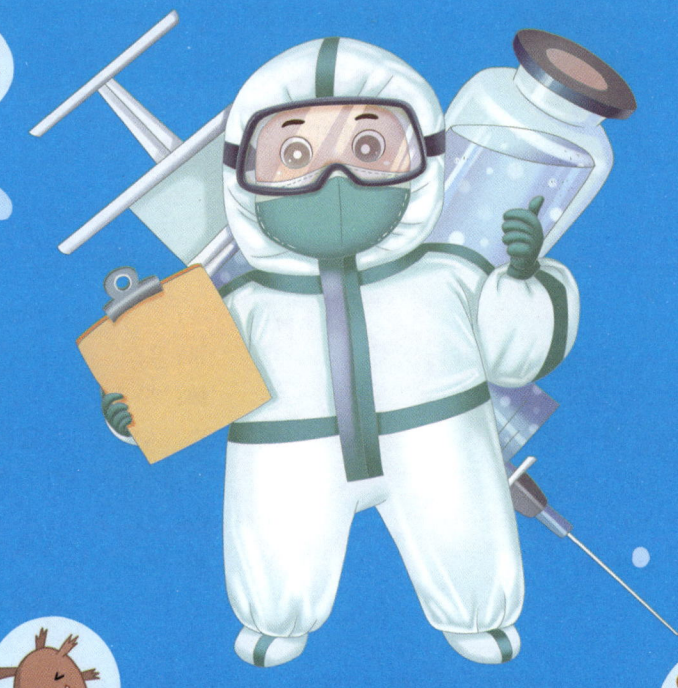

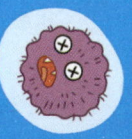

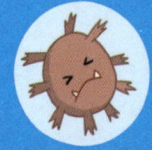

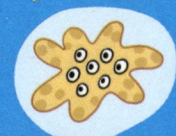

金盾出版社
JINDUN PUBLISHING HOUSE

图书在版编目（CIP）数据

疫苗接种知多少 / 韦继芳, 王秋云主编. -- 北京：金盾出版社, 2024. -- ISBN 978-7-5186-1806-4

Ⅰ. R186

中国国家版本馆 CIP 数据核字第 2024CK3882 号

疫苗接种知多少

YIMIAO JIEZHONG ZHI DUOSHAO

韦继芳　王秋云　主编

出版发行：金盾出版社	开　本：889mm×1194mm　1/32
地　　址：北京市丰台区晓月中路29号	印　张：2.25
邮政编码：100165	字　数：29千字
电　　话：（010）68276683	版　次：2024年9月第1版
（010）68214039	印　次：2024年9月第1次印刷
印刷装订：廊坊一二〇六印刷厂	印　数：2000册
经　　销：新华书店	定　价：10.00元

（凡购买金盾出版社的图书，如有缺页、倒页、脱页者，本社发行部负责调换）

版权所有　侵权必究

《疫苗接种知多少》编写人员名单

主　　编：韦继芳　王秋云

副 主 编：瞿　彬　李　学　高　岚

主　　审：叶新贵

编写人员：（以姓氏笔画为序）

王　茁　王光英　王来利　王秋云　王晓曦

韦继芳　朱海燕　苏柳芊　李　学　何　璐

张　艳　张　娟　张荣瑜　赵　俊　晋　会

高　岚　黄伍霞　彭　琴　程　菲　谭燕止

潘春柳　瞿　彬

参编单位：贵阳市疾病预防控制中心

贵阳市云岩区疾病预防控制中心

贵阳市南明区疾病预防控制中心

贵阳市观山湖区疾病预防控制中心

贵阳市清镇市疾病预防控制中心

遵义市汇川区疾病预防控制中心

遵义市仁怀市疾病预防控制中心

遵义市道真自治县疾病预防控制中心

遵义市新蒲新区疾病预防控制中心

遵义市赤水市疾病预防控制中心

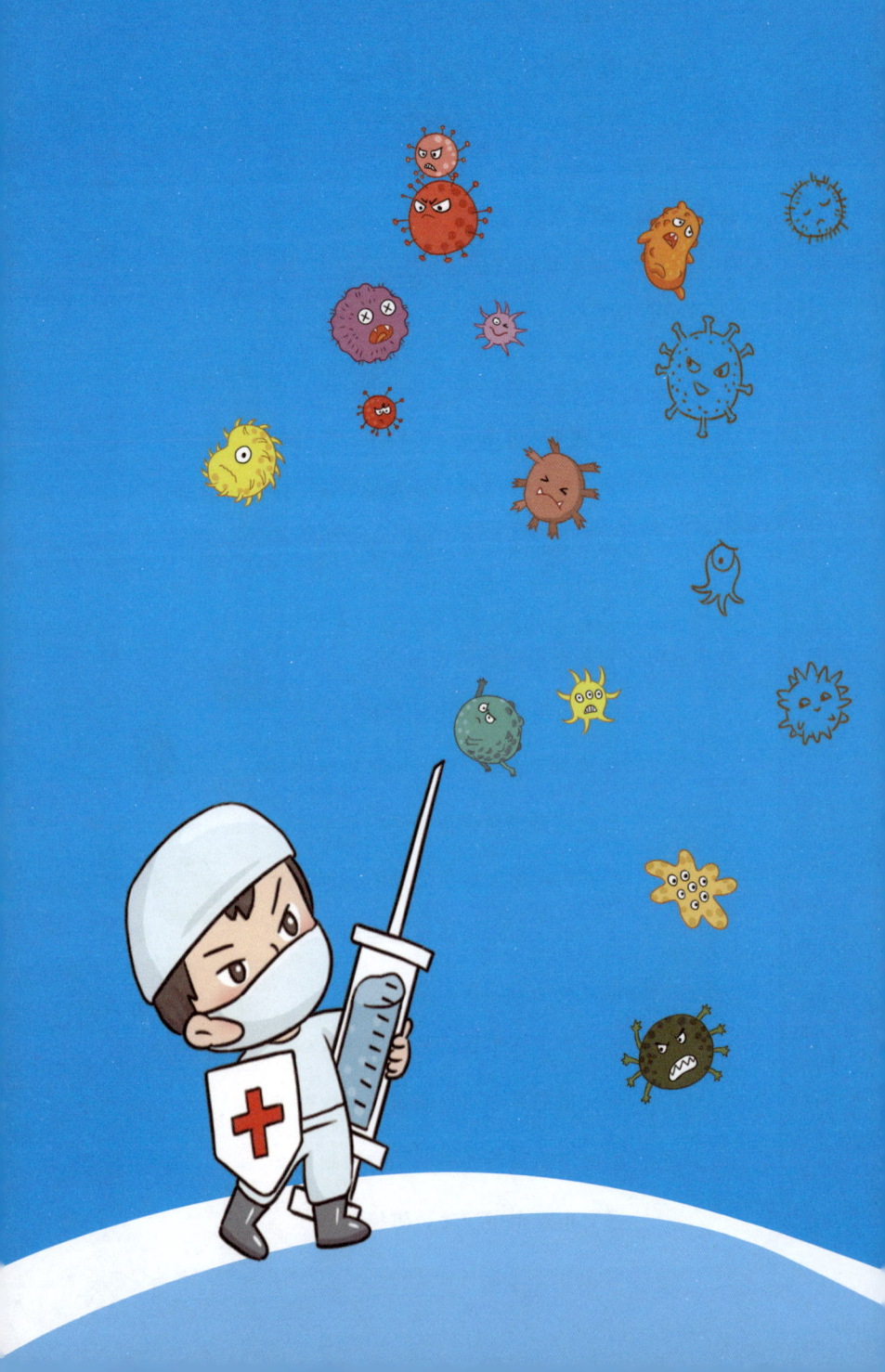

前 言

预防接种俗称"打预防针",是根据疾病预防控制规划需求,以接种疫苗为手段,按照国家规定的免疫程序,由培训合格的接种技术人员,给适宜的接种对象进行接种,以提高人群免疫水平,从而达到预防和控制传染病发生和流行的目的。

我国自1978年开始实施计划免疫以来,通过普及儿童免疫,麻疹、百日咳、白喉、脊髓灰质炎(俗称小儿麻痹症)、结核、破伤风等疾病共减少发病3亿多人,减少死亡400万人。2000年我国实现了无脊髓灰质炎的目标。对儿童实施乙型病毒性肝炎(乙肝)疫苗免疫接种后,全国1~4岁乙肝病毒表面抗原携带率从1992年的9.67%降至2014年的0.32%,约5000万人免于成为慢性乙肝病毒感染者。流行性乙型脑炎(乙脑)、流行性脑脊髓膜炎(流脑)等疫苗的接种,使乙脑、流脑发病人数降至历史最低水平,对我国的经济发展和社会进步起到了重要作用。

疫苗接种是现代疾病预防和控制的主要措施之一,也是最经济、有效的健康投资方式。预防针是孩子的第一针,预防接种证是孩子预防接种的记录凭证。每个人在上幼儿园、小学、出国以及更换居住地继续接种疫苗时,都需要出示预防接种证。请家长务必妥善保管好孩子的预防接种证,如不慎遗失,要及时到接种单位补办。

编者

二〇二四年八月

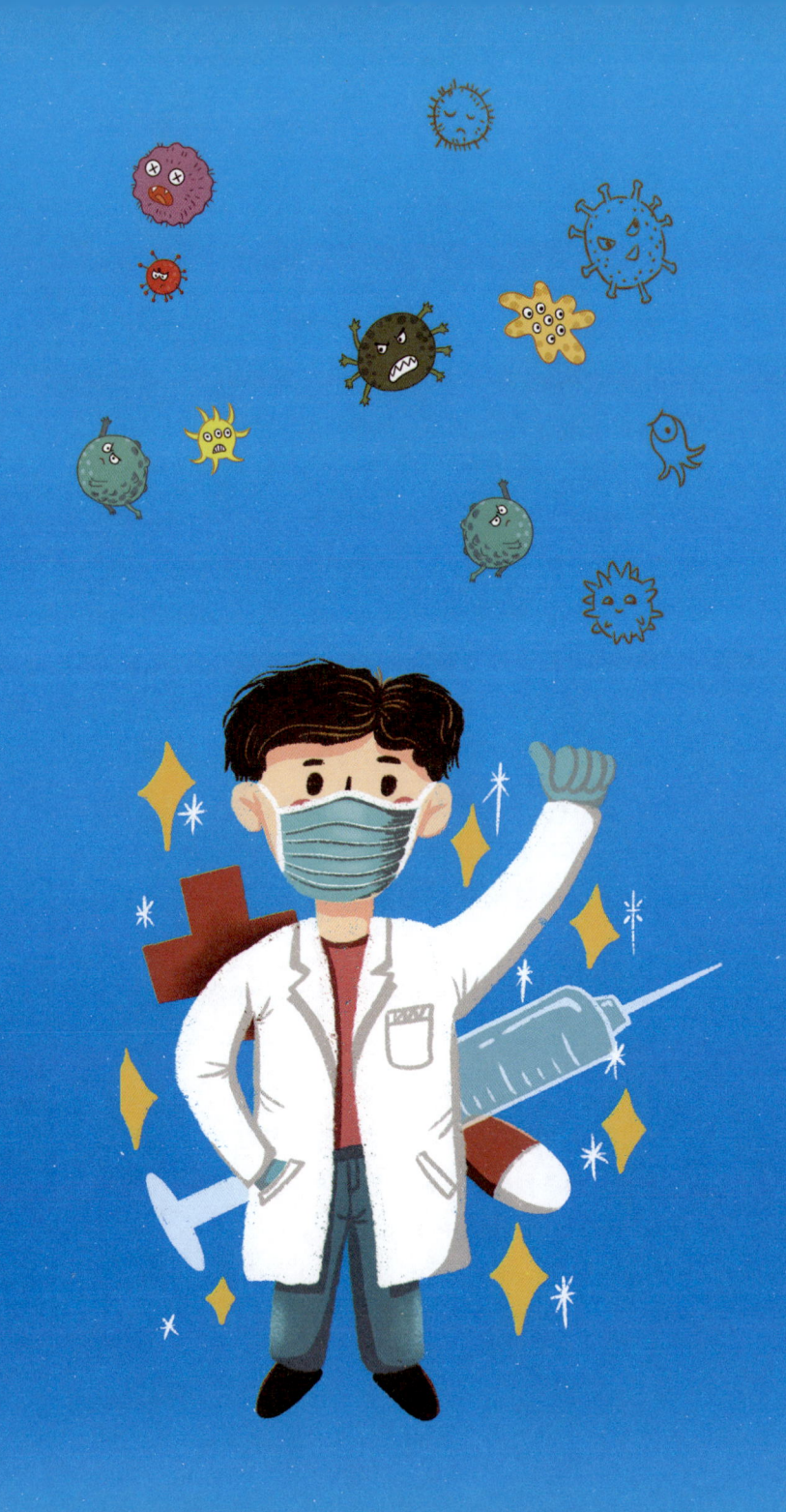

目录

什么是疫苗	01
疫苗的分类	03
疫苗的接种流程	06
目前贵州省上市疫苗的相关知识	14
接种禁忌证	53
接种后注意事项	54
常见预防接种后反应	55
常见预防接种后反应处理	56
查漏补种	58
预防接种异常反应保险补偿	60
疫苗研发大事记	62

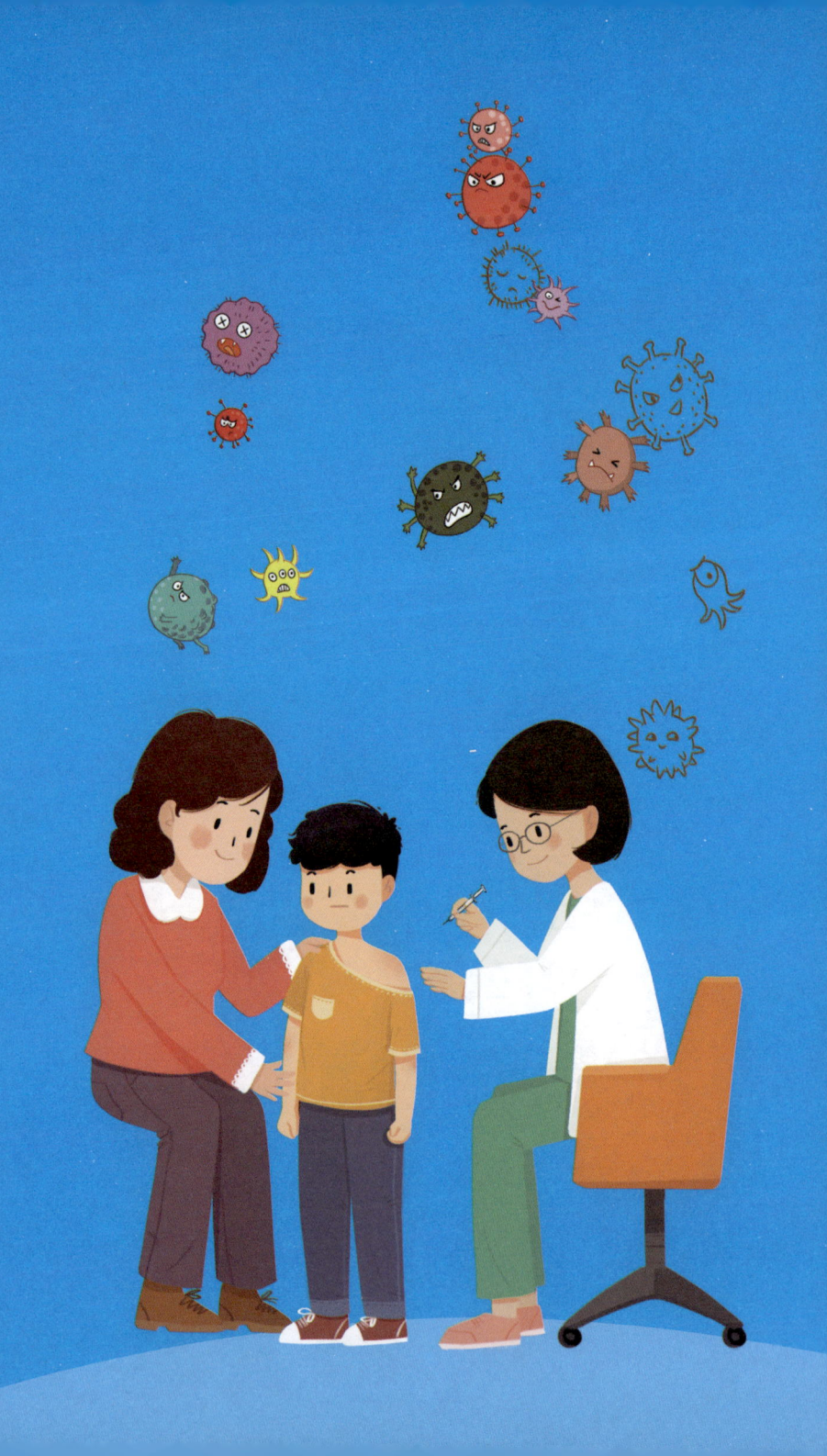

什么是疫苗

疫苗是指为预防、控制疾病的发生、流行，用于人体免疫接种的预防性生物制品。

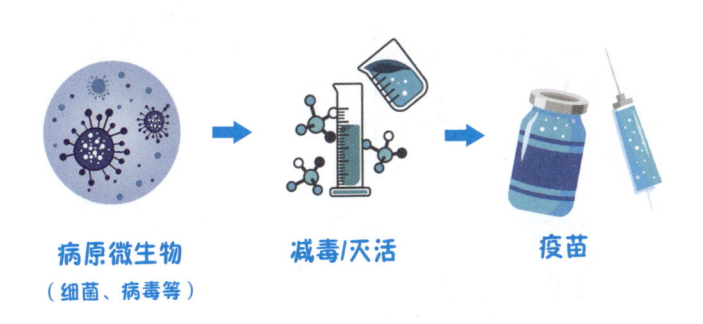

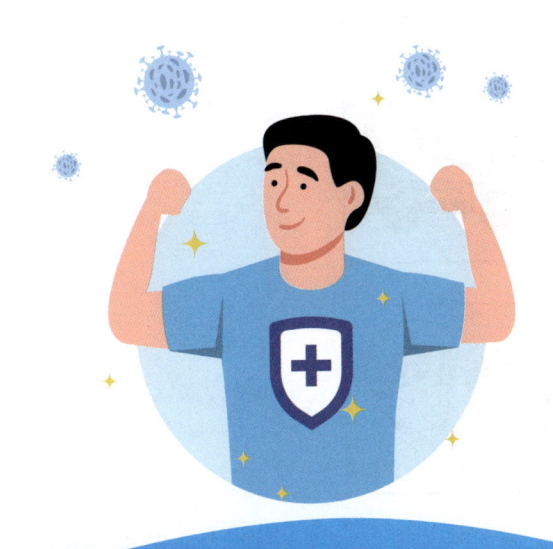

病原微生物（细菌、病毒等） → 减毒/灭活 → 疫苗

02 疫苗接种知多少

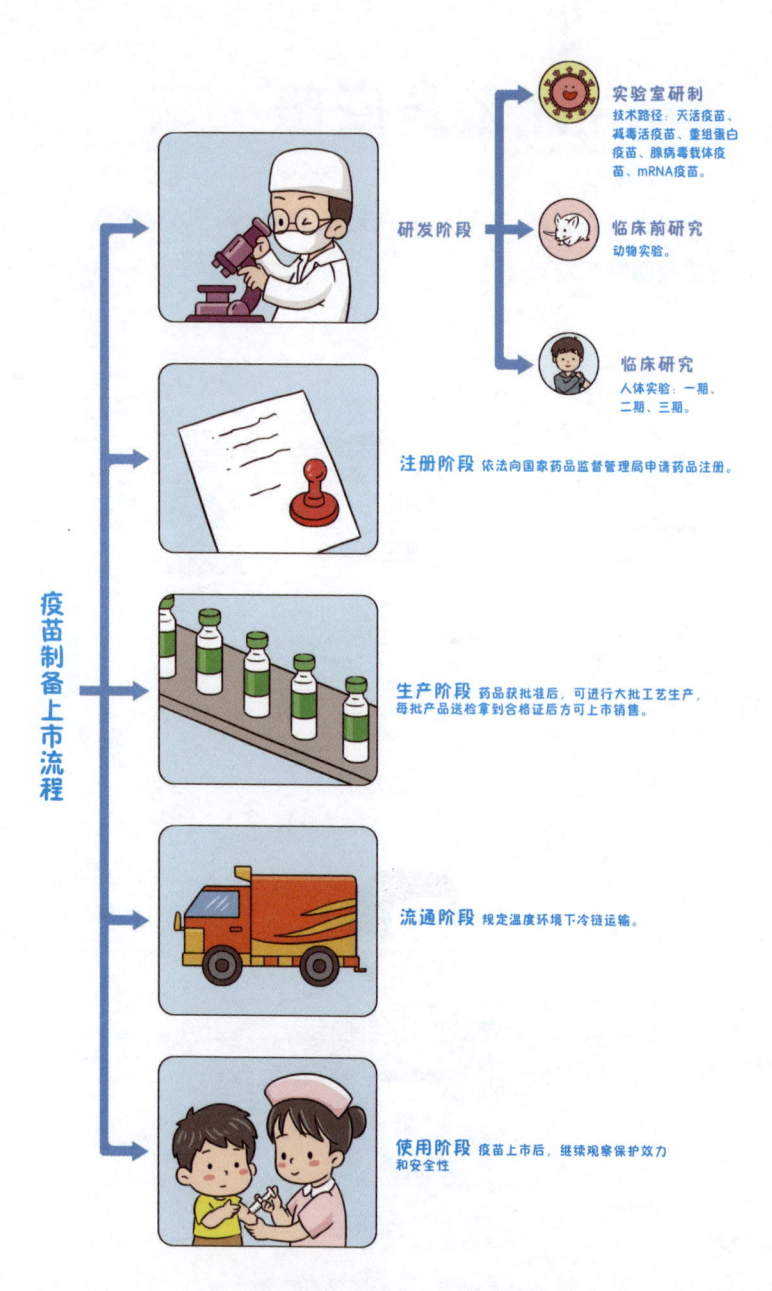

疫苗制备上市流程

- **研发阶段**
  - **实验室研制** 技术路径：灭活疫苗、减毒活疫苗、重组蛋白疫苗、腺病毒载体疫苗、mRNA疫苗。
  - **临床前研究** 动物实验。
  - **临床研究** 人体实验：一期、二期、三期。

- **注册阶段** 依法向国家药品监督管理局申请药品注册。

- **生产阶段** 药品获批准后，可进行大批工艺生产，每批产品送检拿到合格证后方可上市销售。

- **流通阶段** 规定温度环境下冷链运输。

- **使用阶段** 疫苗上市后，继续观察保护效力和安全性

疫苗的分类

一、按照政策划分为：免疫规划疫苗、非免疫规划疫苗（根据政策会有所调整）。

免疫规划疫苗（必须接种）	非免疫规划疫苗（自愿接种）
又称一类疫苗或免费疫苗，是指政府免费提供的，居民应当按照政府的规定接种的疫苗。如乙肝疫苗、百白破疫苗、脊髓灰质炎疫苗等。	又称二类疫苗或**自费**疫苗，是免疫规划疫苗的有效补充，由居民自愿自费接种。如b型流感嗜血杆菌（Hib[1]）疫苗、水痘疫苗、流感疫苗、肺炎疫苗等。

部分可替代非免疫规划疫苗按照指导原则、接种方案或疫苗说明书进行全程接种的，可视为完成相应免疫规划疫苗的接种。

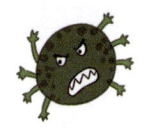

---

[1] Hib:是b型流感嗜血杆菌的简称，即Haemophilus influenzae type b,接种Hib疫苗是目前预防Hib感染最有效的措施。

二、按照生产性质和成分划分：减毒活疫苗、灭活疫苗、基因工程疫苗、多糖疫苗、结合疫苗、单苗、联合疫苗。

疫苗类型	简要介绍
减毒活疫苗	疫苗中的细菌或病毒经处理后保留了一定的活性； 对免疫缺陷的儿童，可能因细菌或病毒剩余活性致病； 需要的抗原量少，接种针次少
灭活疫苗	疫苗中的细菌或病毒经处理丧失活性，但仍保留免疫原性； 对免疫缺陷的儿童，不会因细菌或病毒剩余活性致病，安全性更高； 需要的抗原量多，接种次数增加
基因工程疫苗（又称重组疫苗）	用细胞与分子生物学工程技术研制，通过基因工程生产而成的疫苗抗原； 采用病毒或细菌片段，不具有致病性，不会因接种疫苗产生相关疾病； 使用片段需要量小，杂质少
多糖疫苗	是细菌表面引起特异性保护作用的荚膜多糖成分提取纯化； 产生抗体不持久； 2岁以下儿童不一定产生免疫应答，多用于2岁以上人群
结合疫苗（又称多糖—蛋白质偶联疫苗）	需要提取荚膜多糖与载体蛋白偶联； 可产生持久免疫力； 可用于2岁以下儿童接种
单苗	一苗预防一种疾病，如乙肝疫苗、乙脑疫苗、新冠疫苗
联合疫苗	一针预防多种疾病，如麻腮风三联疫苗、四联苗、五联苗

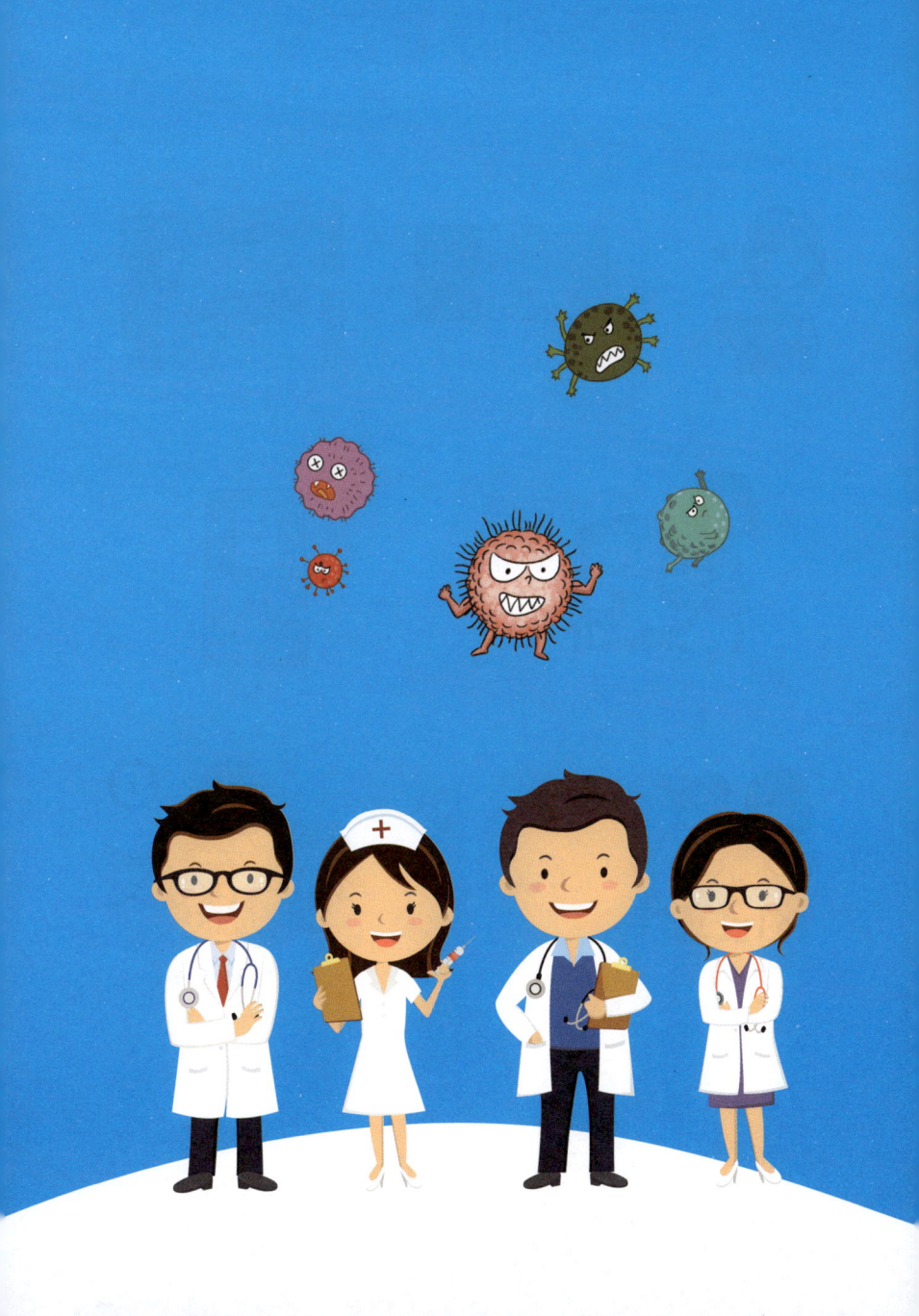

疫苗的接种流程

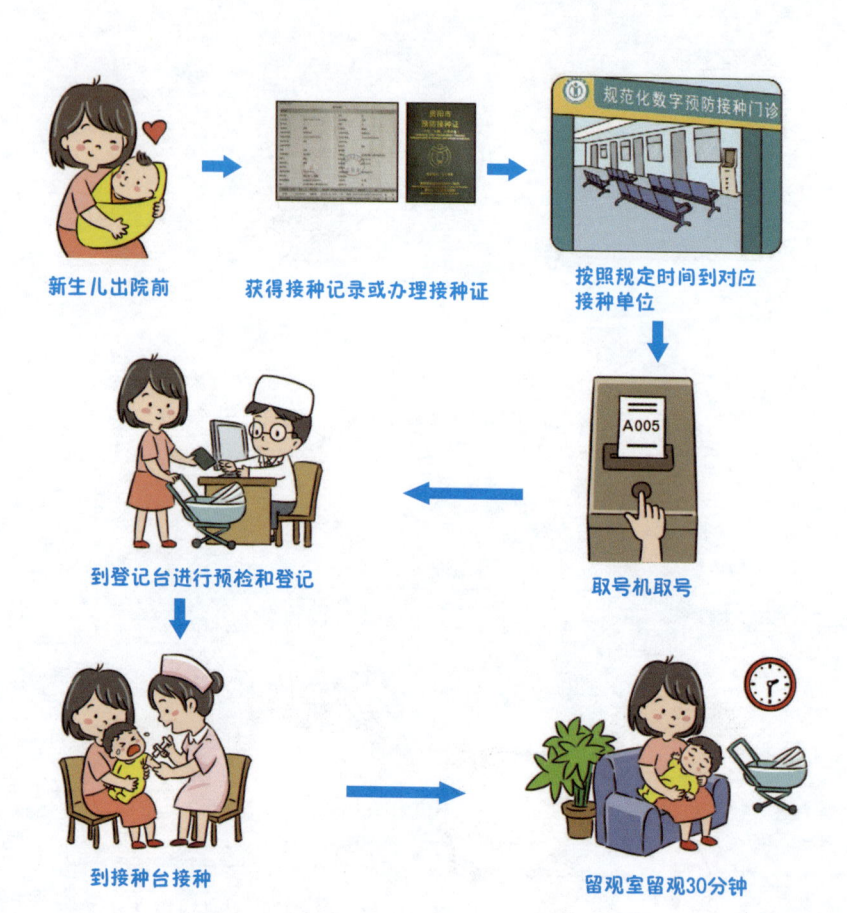

新生儿出院前 → 获得接种记录或办理接种证 → 按照规定时间到对应接种单位 → 取号机取号 → 到登记台进行预检和登记 → 到接种台接种 → 留观室留观30分钟

疫苗的接种流程 07

预约接种：以贵阳市疾病预防控制中心为例

打开微信"扫一扫"
扫描上方二维码

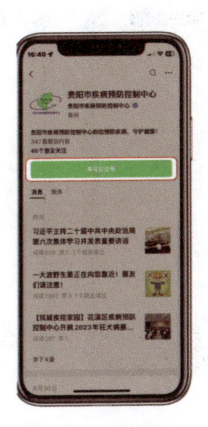

① 关注微信公众号

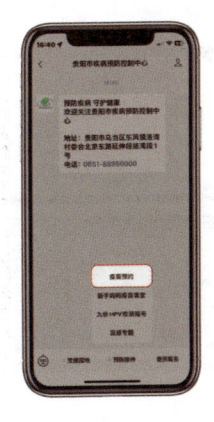

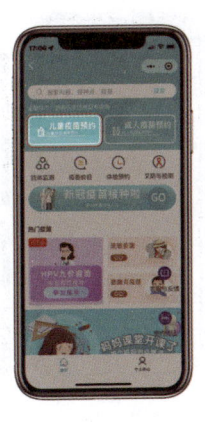

② 点击底部菜单栏，找到"疫苗预约"

③ 点击"儿童疫苗预约"

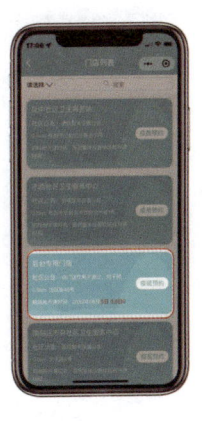

④ 选择接种医院

08 疫苗接种知多少

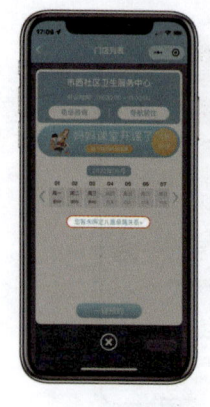

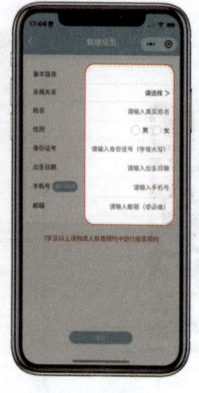

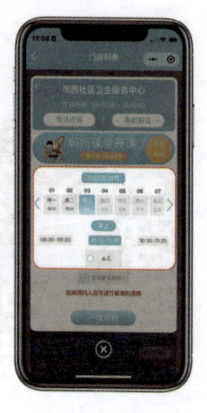

⑤点击
绑定"儿童亲属关系"

⑥填写亲属信息

⑦选择接种时间

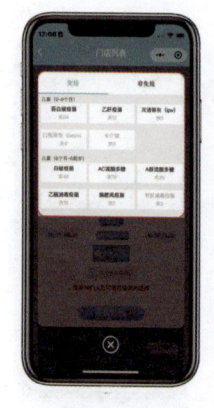

⑧选择接种疫苗

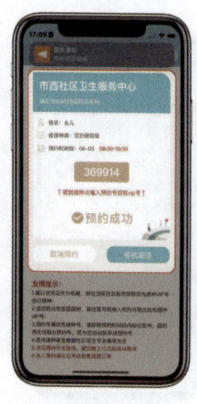

⑨预约成功

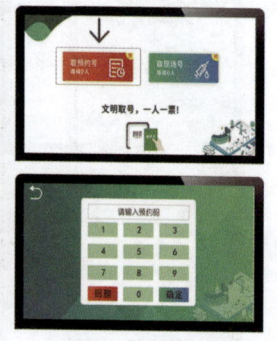

⑩前往取号机
输入6位预约号码
点击"预约取号"

儿童免疫规划疫苗接种程序及可替代的非免疫规划疫苗一览表

疫苗名称	预防疾病	接种时间	接种针次	可替代非免疫规划疫苗
乙肝疫苗	乙型肝炎	0、1、6月龄	3针次	未纳入计划免疫的其他乙肝疫苗
卡介苗	结核性脑膜炎和粟粒性肺结核	0月龄	1针次	无
脊灰灭活疫苗	脊髓灰质炎	2、3月龄	2针次	五联苗
二价脊灰减毒活疫苗	脊髓灰质炎	4月龄,4周岁	2剂次	脊灰灭活疫苗和五联苗
百白破疫苗	百日咳、白喉、破伤风	3、4、5月龄,18月龄	4针次	四联苗和五联苗
白破疫苗	白喉、破伤风	6周岁	1针次	无
麻腮风疫苗	麻疹、流行性腮腺炎、风疹	8、18月龄	2针次	无
乙脑减毒活疫苗	乙型脑炎	8月龄,2周岁	2针次	乙脑灭活疫苗

续 表

疫苗名称	预防疾病	接种时间	接种针次	可替代非免疫规划疫苗
A群流脑多糖疫苗	A群流行性脑脊髓膜炎	6~18月龄（间隔3个月）	2针次	A+C流脑结合疫苗、AC群脑膜炎球菌（结合）b型流感嗜血杆菌（结合）联合疫苗
A+C群流脑多糖疫苗	A群、C群流行性脑脊髓膜炎	3、6周岁	2针次	A+C流脑结合疫苗，A、C、Y、W135流脑多糖疫苗，A、C、Y、W135流脑多糖结合疫苗
甲肝减毒活疫苗	甲型肝炎	18月龄	1针次	甲肝灭活疫苗

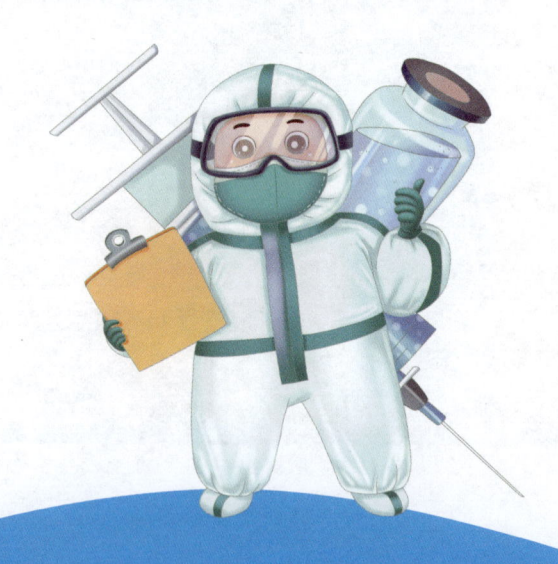

预防其他疾病的非免疫规划疫苗简介

疫苗名称	预防疾病	接种时间	接种剂次
b型流感嗜血杆菌结合疫苗	b型流感嗜血杆菌引起的疾病	2、3、4月龄	3剂次
13价肺炎球菌结合疫苗	疫苗中含有的13种肺炎球菌血清型引起的侵袭性疾病	2、4、6月龄基础免疫，12~15月龄加强免疫	4剂次
23价肺炎球菌多糖疫苗	疫苗中含有的23种肺炎球菌血清型引起的肺炎、脑膜炎、中耳炎和菌血症等疾病	2周岁以上高危人群	1剂次
口服轮状病毒活疫苗	疫苗中含有毒株型病毒引起的腹泻	6至32周龄婴儿或2月龄至3周岁婴幼儿	3剂次
水痘减毒活疫苗	水痘	1周岁以上	1~12岁接种1剂次；13岁及以上接种2剂次，间隔6~10周
流感疫苗	疫苗中含有毒株型病毒引起的流行性感冒	6月龄以上	6~36月龄接种2剂次，3岁以上接种1剂次
EV71灭活疫苗	EV71感染所致的手足口病	6月龄至5周岁或6月龄至3周岁	2剂次，间隔1个月
人用狂犬病疫苗	狂犬病	全人群	有4剂次和5剂次

续表

疫苗名称	预防疾病	接种时间	接种剂次
双价人乳头瘤病毒吸附疫苗	适用于预防因高危型人乳头瘤病毒（HPV[1]）16、18型所致宫颈癌	推荐用于9~45岁的女性；9~14岁人群接种2剂次，15岁以上人群按0、1、6程序分别接种1剂次	2或3剂次
四价人乳头瘤病毒疫苗	预防因高危HPV16/18型所致宫颈癌。国内临床试验尚未证实，本品对低危HPV6/11型相关疾病的保护效果	9~45岁；按0、2、6程序分别接种1剂次	3剂次
九价人乳头瘤病毒疫苗	预防由本品所含的HPV16、18、31、33、45、52、58、6、11型引起的宫颈癌，癌前病变或不典型病变	推荐用于9~45岁的女性；9~14岁人群接种2剂次，15岁以上人群按0、1、6程序分别接种1剂次	2或3剂次
带状疱疹疫苗	成人带状疱疹	国产疫苗40岁以上，1剂次；进口疫苗50岁以上，2剂次	1或2剂次（间隔2个月）

注意：请在规定年（月）龄进行接种，不要提前。如因生病或其他原因不能在规定时间进行接种的，可以适当延后，身体恢复健康后请尽早补种。

---

[1] HPV：是人乳头瘤病毒，即Human Papilloma Virus，这是一种球形DNA病毒，广泛存在于自然界中，以人为唯一的宿主。

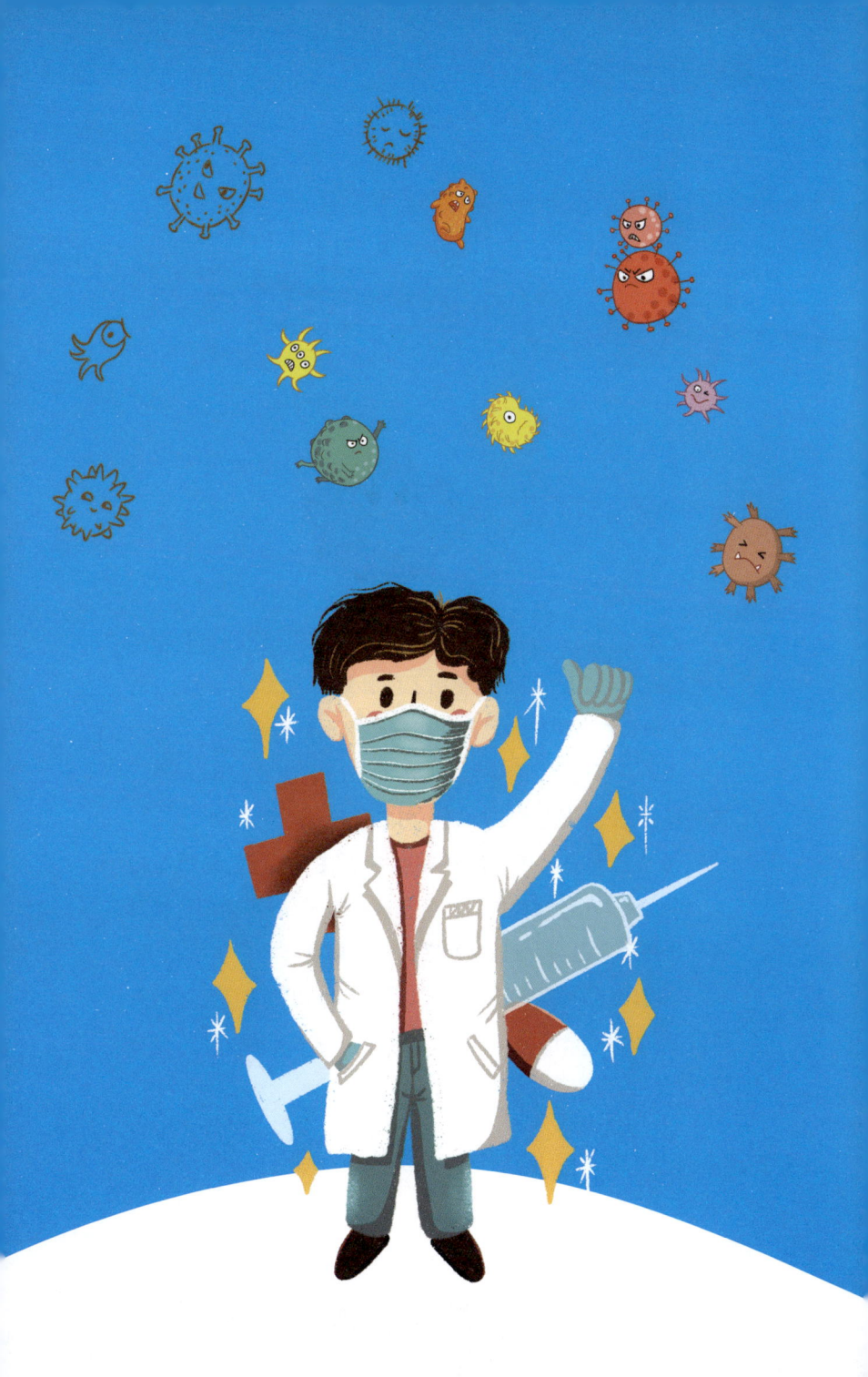

目前贵州省上市疫苗的相关知识

一、乙肝疫苗

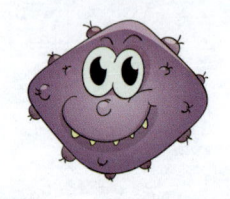

乙肝疫苗为免疫规划疫苗，使用10微克重组乙型肝炎疫苗（酵母）或10微克、20微克重组乙型肝炎疫苗（CHO细胞）。纳入免疫规划疫苗种类和厂家均由国家统一招标确定。

国家免疫程序：须接种3剂次，0、1、6月龄各接种1剂次，其中第1剂在新生儿出生后24小时内接种。

母亲乙肝病毒表面抗原阳性的新生儿，在自愿的基础上，提倡新生儿在接种首针乙肝疫苗的同时，在不同部位接种乙肝免疫球蛋白，能有效阻断乙肝病毒母婴传播。

20微克重组乙型肝炎疫苗（酵母）和60微克重组乙型肝炎疫苗（酵母）只能用于16岁及16岁以上乙肝易感人群。具体接种程序可咨询接种医师。

乙型肝炎简称乙肝，迄今为止无特效治疗方法，但可以通过接种乙肝疫苗预防。乙肝是由乙肝病毒感染引起的传染病，主要通过血液、性接触和母婴传播。人群对乙肝病毒普遍易感，年龄越小，转为慢性乙肝的可能性越大。有15%~25%的慢性乙肝患者可发展为肝硬化和原发性肝细胞癌而导致死亡。

传播途径

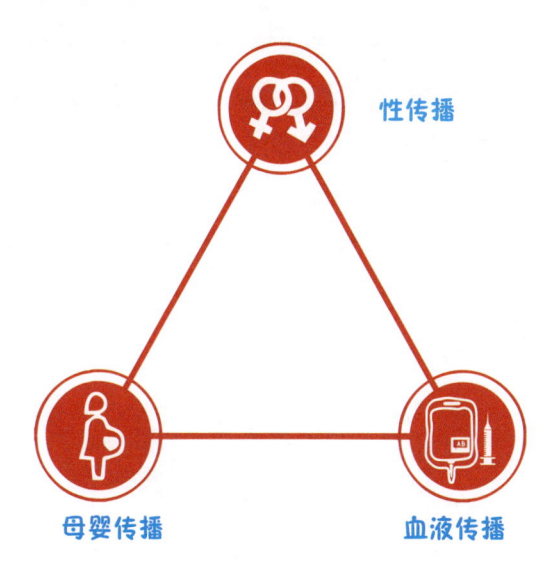

- 性传播
- 母婴传播
- 血液传播

二、卡介苗

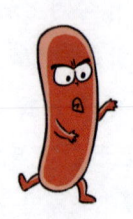

卡介苗为免疫规划疫苗，其预防肺结核效果不确定，但可预防儿童重症结核（结核性脑膜炎和粟粒性肺结核）。建议出生后即接种卡介苗，越早接种预防效果越好。

结核病是由结核分枝杆菌感染引起的传染病。宝宝刚出生时免疫系统不完善，一旦感染结核病，结核分枝杆菌可以袭击身体的任何部位，尤其是肺部，严重者可引发结核性脑膜炎和粟粒性肺结核，危及生命。

卡介苗接种后3~4周，接种处会出现红肿，逐渐形成一个小脓疱，并自行溃破，流出一些分泌物，之后破溃处结痂、脱落，留有一瘢痕（卡疤），这是接种卡介苗的正常反应，不用惊慌！

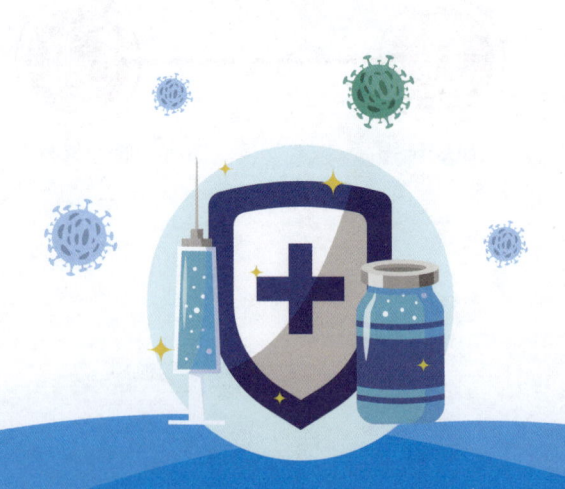

临床表现

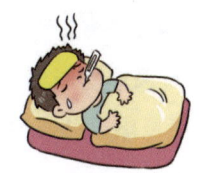

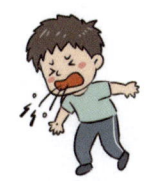

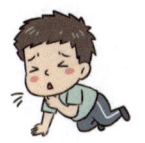

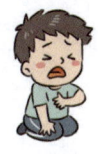

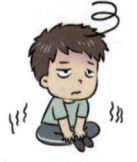

低热	咳嗽	呼吸困难

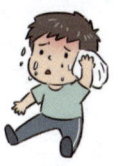

胸痛	乏力	盗汗

卡介苗接种后的正常局部反应

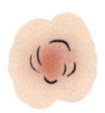

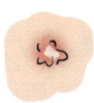

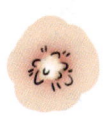

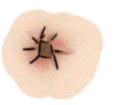

红肿 ➡ 化脓 ➡ 破溃 ➡ 结痂

三、脊髓灰质炎类疫苗

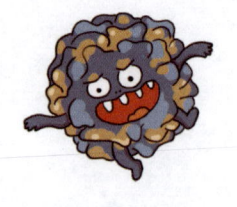

免疫规划疫苗为脊髓灰质炎灭活疫苗（IPV[1]）和二价脊髓灰质炎减毒活疫苗（简称bOPV）。

按照说明书全程使用脊灰非免疫规划疫苗"脊灰灭活疫苗+吸附无细胞百白破疫苗+b型流感嗜血杆菌联合疫苗（五联苗）"完成全程接种，视为完成脊灰类疫苗国家免疫程序接种。

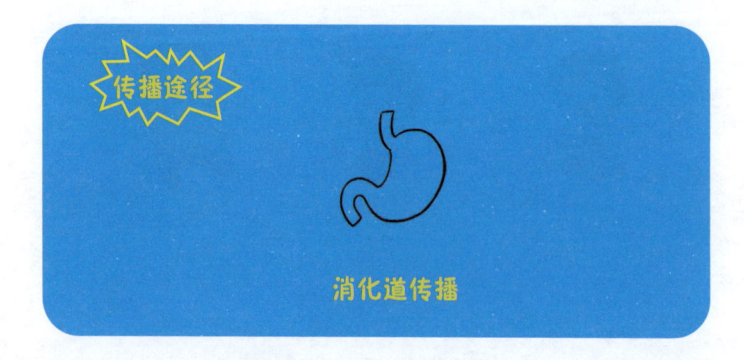

传播途径

消化道传播

脊髓灰质炎简称脊灰，无有效治疗方法，接种脊灰类疫苗是预防脊灰的重要措施。脊灰是由脊灰病毒引起的一种急性传染病，主要通过粪-口途径传播，多发生于婴幼儿。感染脊灰病毒可导致终生残疾，俗称"小儿麻痹症"。

---

1 IPV:是脊髓灰质炎灭活疫苗的简称，即Inactivated Poliovirus Vaccine，这种疫苗可以有效降低脊髓灰质炎的发病率。

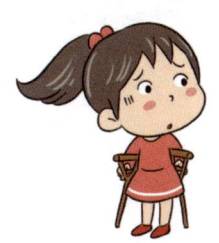

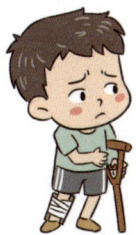

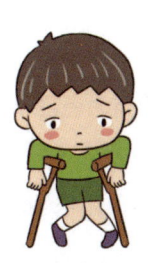

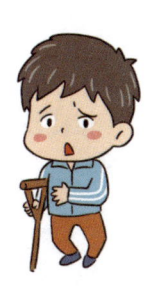

目前贵州省上市疫苗的相关知识 19

感染脊灰病毒可导致终生残疾

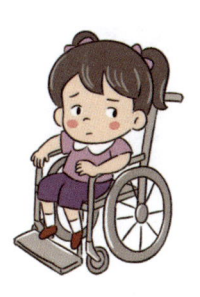

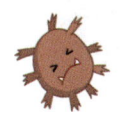

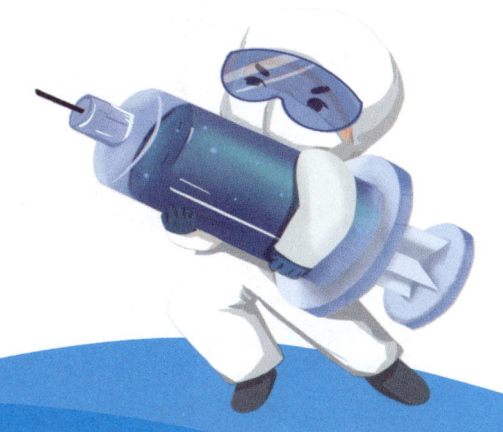

四、百白破和白破类疫苗

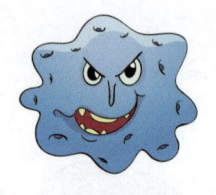

免疫规划疫苗为百日咳-白喉-破伤风联合疫苗（百白破疫苗DTaP[1]）和白喉-破伤风联合疫苗（白破疫苗DT[2]）。

吸附无细胞百白破、b型流感嗜血杆菌联合疫苗（四联苗）和五联苗按照说明书完成全程接种视为完成百白破疫苗接种。

百白破疫苗和白破疫苗可以预防百日咳、白喉、破伤风三种疾病。百日咳和白喉都属于急性呼吸道传染病，主要通过飞沫传播。

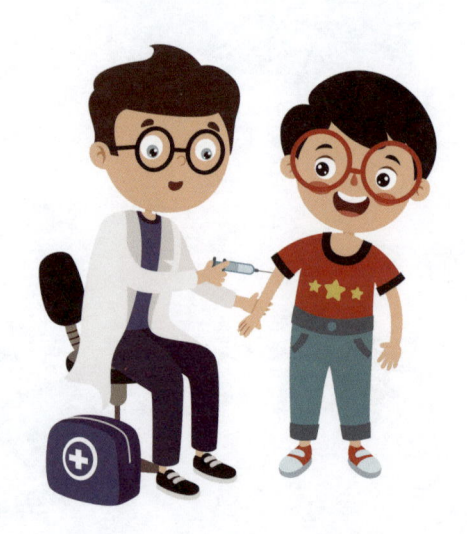

1　DTaP：D代表白喉，Ta代表破伤风，P代表百日咳。
2　DT：D代表白喉，Ta代表破伤风。

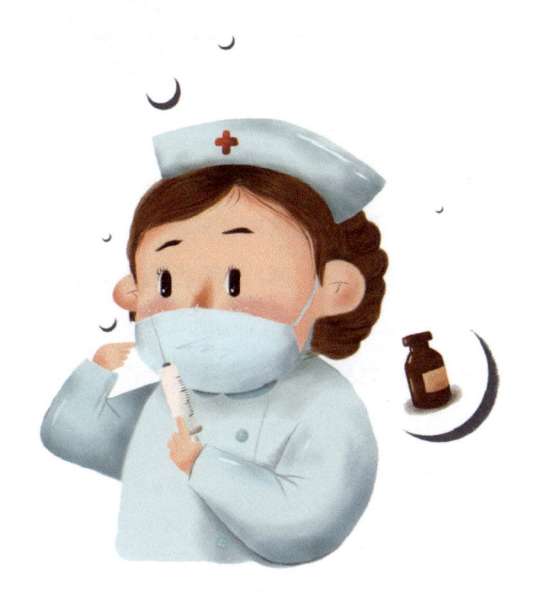

百日咳是由百日咳杆菌引起的急性呼吸道传染病，多发生于儿童，以阵发性痉挛性咳嗽、咳嗽后吸气有特殊"鸡鸣"样高亢声为临床特征。

白喉由白喉杆菌引起，可导致呼吸障碍和外毒素引起的中毒症状，严重者可发生心肌炎和末梢神经麻痹。

破伤风是破伤风杆菌产生外毒素引起的急性感染性疾病，所有开放性伤口（含动物咬伤）均可引起感染，不属于传染病。在缺乏医学干预环境下，破伤风病例病死率为100%，即使经过综合治疗，该病的全球病死率仍然高达30%~50%。

五、麻疹类疫苗

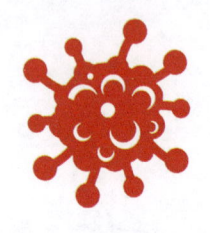

　　免疫规划疫苗为麻疹、流行性腮腺炎、风疹联合疫苗（麻腮风疫苗），麻疹减毒活疫苗只用于应急接种。
　　麻腮风疫苗用于预防麻疹、流行性腮腺炎、风疹三种疾病。三种疾病为急性病毒性呼吸道传染病，可经飞沫传播或（和）直接接触感染者的鼻咽分泌物传播，人群普遍易感。尤其麻疹传染性最强。

主要传播途径

飞沫传播

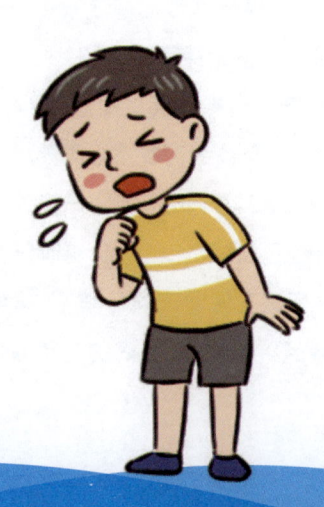

麻疹和风疹主要临床表现为发热伴出疹，可以通过出疹顺序进行鉴别，不典型病例只能通过实验室检测确诊。麻疹处理不当，往往容易引发肺炎、脑炎、心肌炎等严重疾病，还会导致死亡。风疹常见并发症为肺炎、脑膜炎，孕妇感染风疹病毒还可能导致胎儿死亡或者先天性缺陷，建议育龄期妇女在怀孕前3个月接种风疹疫苗。

流行性腮腺炎简称"流腮"，临床表现多样，主要症状为单侧或双侧腮腺和（或）其他唾液腺肿胀、疼痛，张口、咀嚼或进食酸性食物时疼痛加剧。并发症主要包括睾丸炎、乳腺炎、卵巢炎、脑膜脑炎、胰腺炎、耳聋等。

接种含麻疹、风疹、流腮成分疫苗是预防麻疹、风疹、流行性腮腺炎最有效的手段。

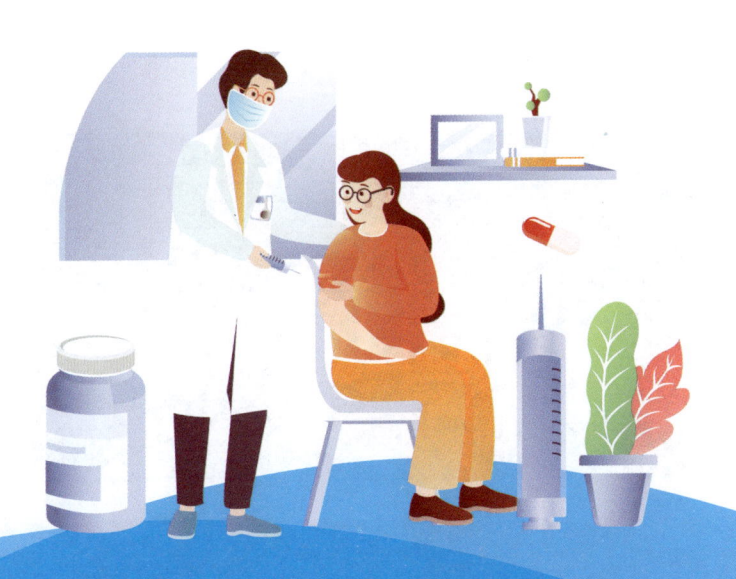

六、脑膜炎球菌类疫苗

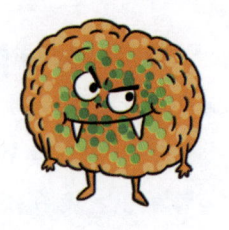

免疫规划疫苗为A群脑膜炎球菌多糖疫苗（A群流脑疫苗）和A群C群脑膜炎球菌多糖疫苗（A+C群流脑疫苗）。

脑膜炎球菌类非免疫规划疫苗种类和生产企业较多，不同企业免疫程序不同，具体如何使用，请咨询接种医师。

流行性脑脊髓膜炎简称流脑，是由脑膜炎奈瑟菌引起的经呼吸道传播的急性化脓性脑膜炎。流脑重症患者可在24小时内死亡，即便是幸存者，仍有10%~20%留有听觉损伤、智力障碍等后遗症。接种脑膜炎球菌类疫苗是预防流脑的主要措施。

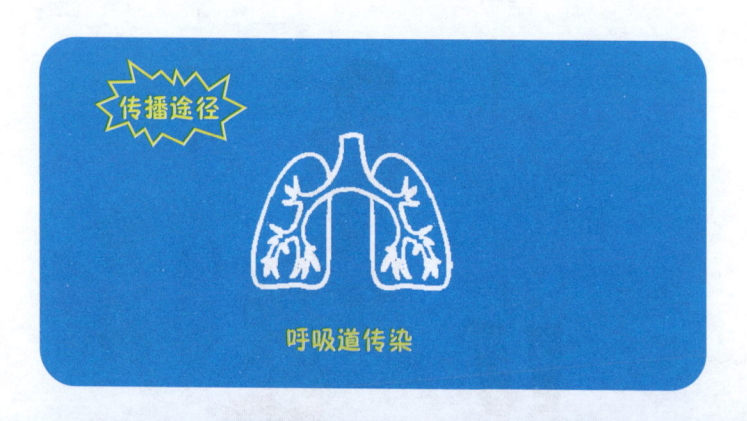

传播途径

呼吸道传染

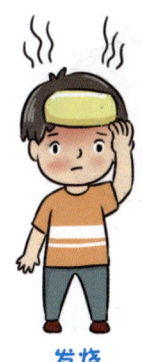

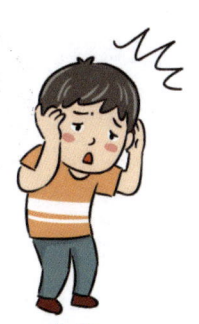

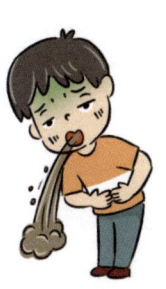

目前贵州省上市疫苗的相关知识 25

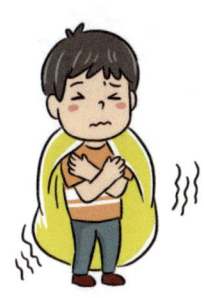

发烧　　头痛　　呕吐

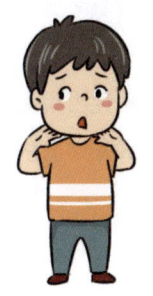

寒战　　颈部僵硬

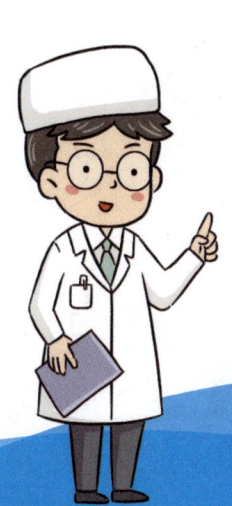

需及时就医

七、乙型脑炎疫苗

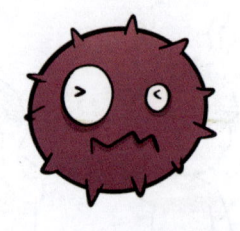

免疫规划疫苗为乙型脑炎减毒活疫苗；乙脑灭活疫苗按照说明书接种可以替代乙脑减毒活疫苗，部分城市将乙脑灭活疫苗纳入免疫规划疫苗。

流行性乙型脑炎简称"乙脑"，是由媒介蚊虫传播引起的人畜共患的自然疫源性疾病，主要通过蚊虫叮咬后传播。严重患者会出现高热、惊厥、昏迷等症状，甚至死亡；重型幸存者常留有明显的后遗症。接种乙脑疫苗是预防乙脑最有效的措施。

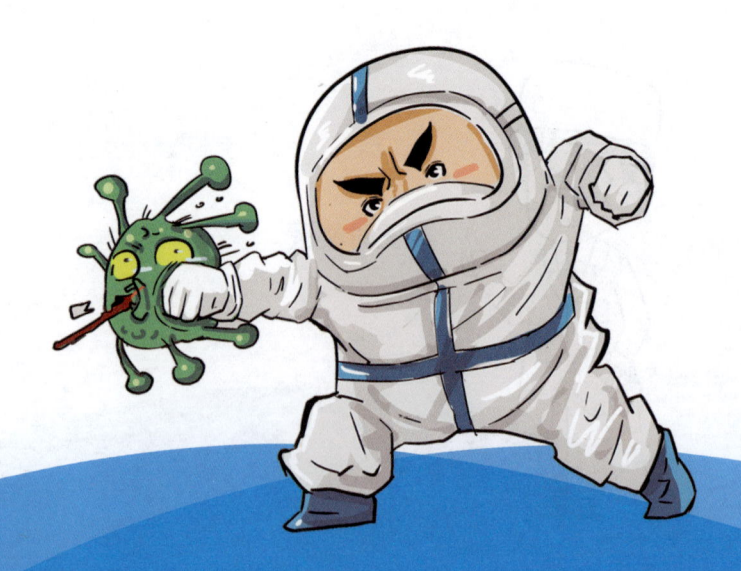

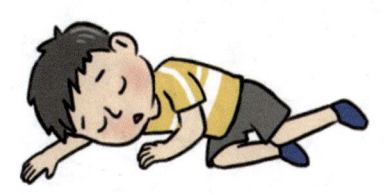

乙脑感染的主要症状

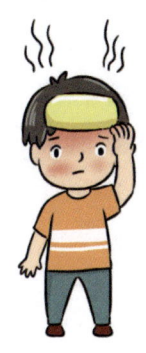

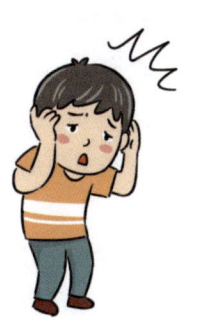

高热

惊厥

昏迷

八、甲型肝炎疫苗

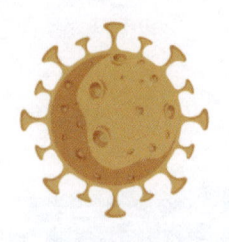

免疫规划疫苗为甲型肝炎减毒活疫苗;甲肝灭活疫苗可以替代甲肝减毒活疫苗,部分城市将甲肝灭活疫苗纳入免疫规划疫苗。

甲型肝炎简称甲肝,是由甲型肝炎病毒引起的消化道传染病。主要经粪-口途径传播,人群普遍易感。临床上以疲乏、食欲减退、精神不振、呕吐、恶心、腹痛等表现多见,部分患者出现黄疸,如巩膜、皮肤和尿液发黄。接种甲肝疫苗是预防甲肝最有效的措施。

如何预防甲肝病毒

不喝生水

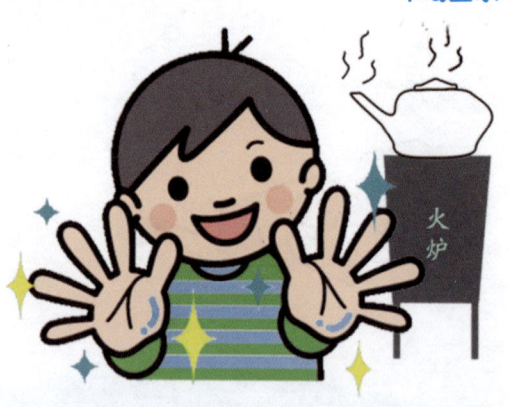

饭前便后要洗手

食欲减退、厌油

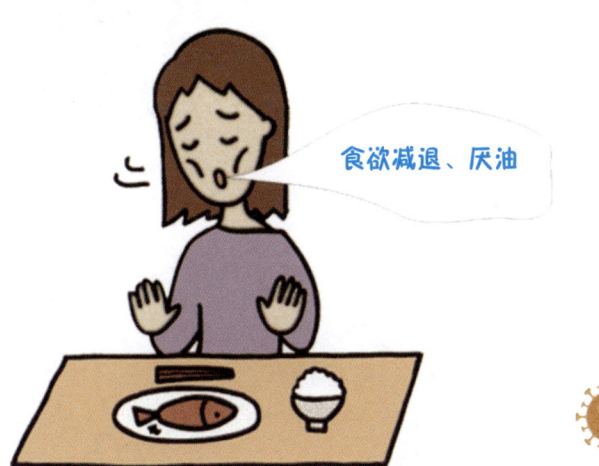

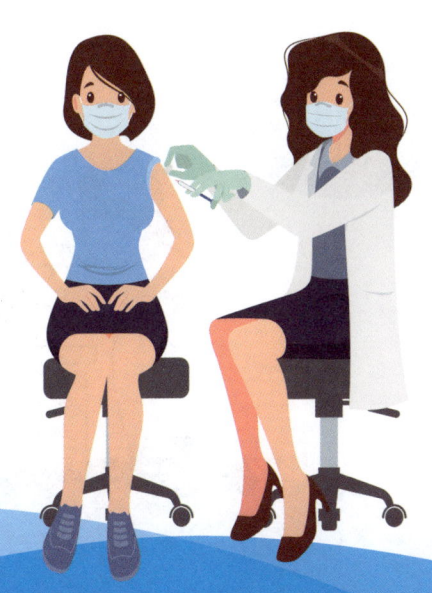

接种甲型肝炎疫苗

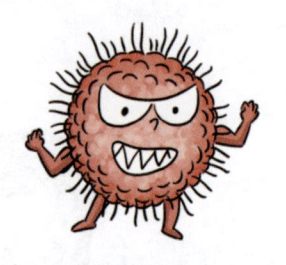

九、水痘减毒活疫苗

水痘减毒活疫苗属非免疫规划疫苗，用于预防水痘，起始接种年龄为12月龄。

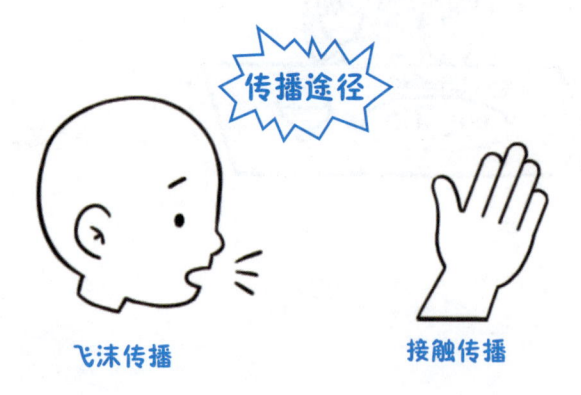

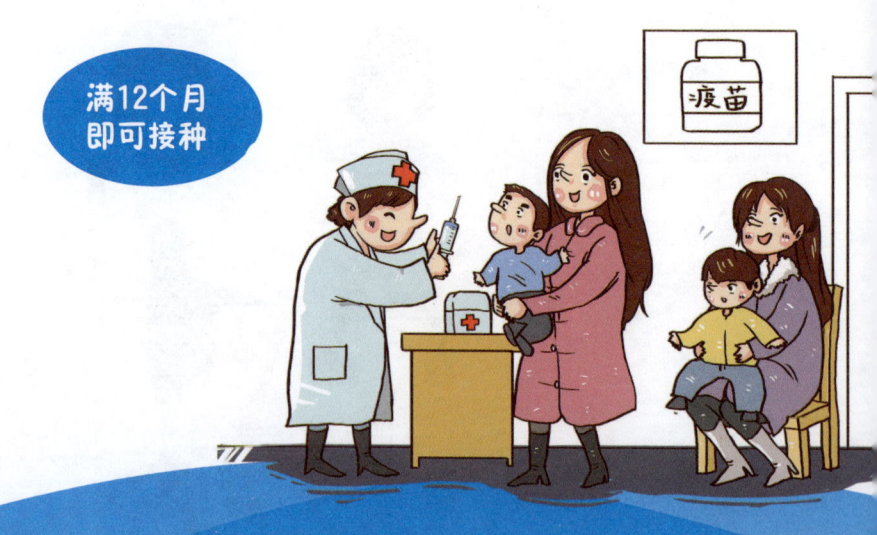

传播途径

飞沫传播

接触传播

满12个月即可接种

临床表现

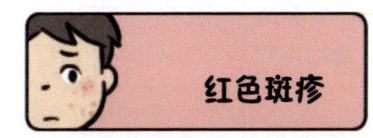

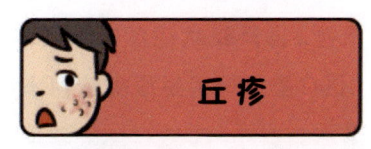

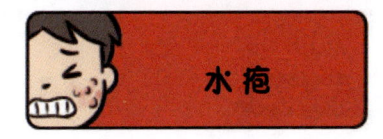

- 红色斑疹
- 丘疹
- 水疱

好痒！

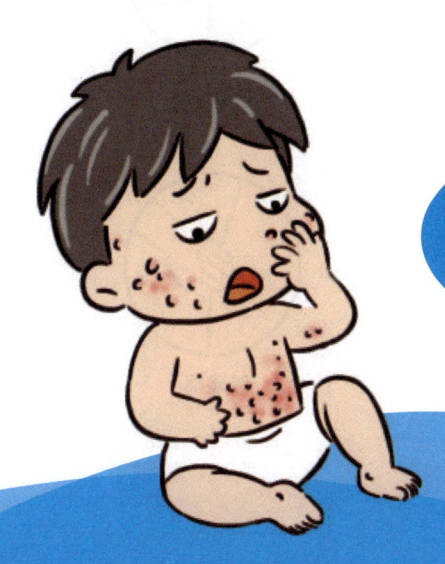

分布

向心性分布
主要集中在躯干
面部较少

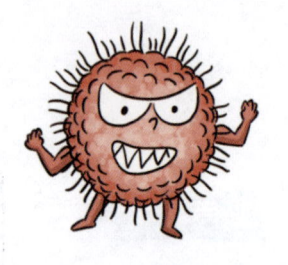

十、带状疱疹疫苗

带状疱疹疫苗属非免疫规划疫苗，用于预防成人带状疱疹。国产带状疱疹减毒活疫苗适用于40岁及以上人群；进口重组带状疱疹疫苗（CHO细胞）适用于50岁及以上成人。

临床表现

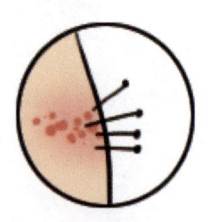

针刺样痛

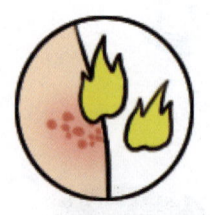

火烧样痛

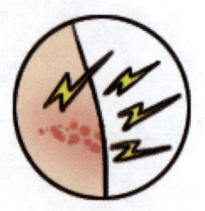

电击样痛

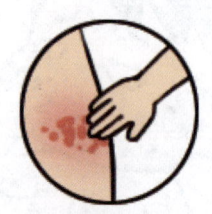

触碰痛

水痘和带状疱疹是由同一种病毒，即水痘-带状疱疹病毒感染引起的、临床表现不同的两种疾病。主要通过呼吸道飞沫和（或）直接接触传播，但一般认为带状疱疹主要是婴幼儿时期患水痘后病毒潜伏性感染的再激活所致。水痘传染性强，人群普遍易感，但多见于儿童，常在托幼机构、学校（小学）发生流行；孕妇患水痘时，胎儿和新生儿也可被感染而发病。带状疱疹多见于成人。易感儿童接触带状疱疹患者后，也可发生水痘。

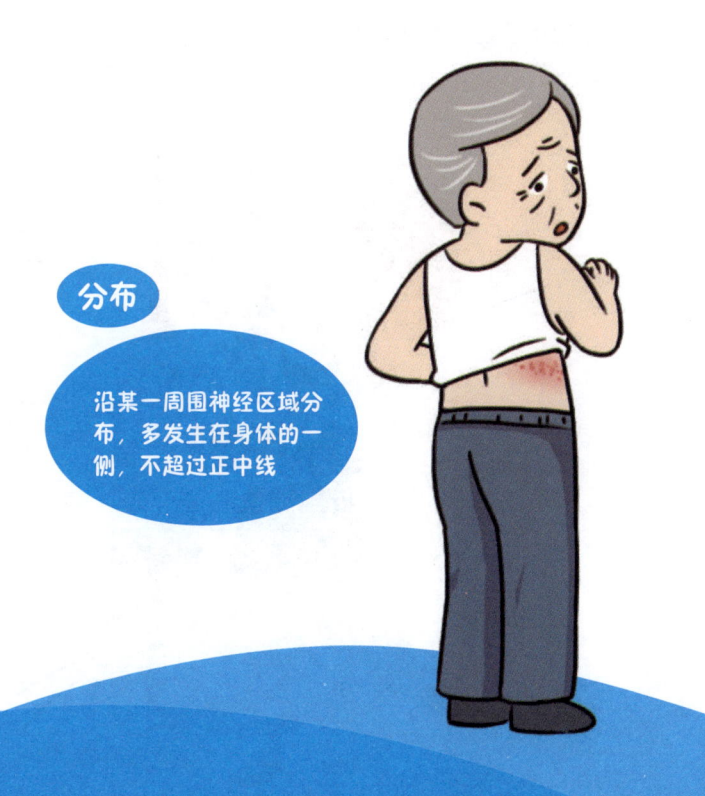

分布

沿某一周围神经区域分布，多发生在身体的一侧，不超过正中线

十一、b型流感嗜血杆菌疫苗

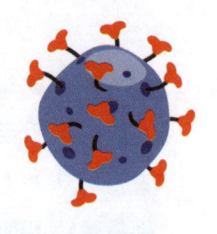

b型流感嗜血杆菌疫苗属非免疫规划疫苗，用于预防由b型流感嗜血杆菌（Hib）引起的脑膜炎、肺炎、败血症、蜂窝织炎、关节炎、会厌炎等多种侵袭性疾病。新生儿出生后6周即可开始接种；接种起始年龄不同，接种剂次则不同。

我国51.3%的婴幼儿细菌性脑膜炎由Hib引起，20%的婴幼儿严重肺炎由Hib引起。

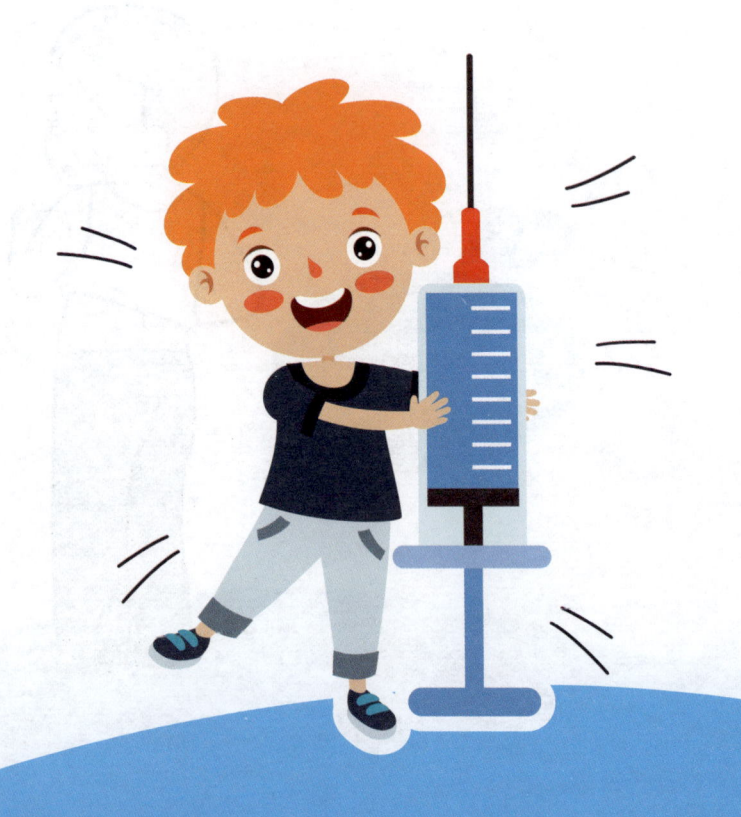

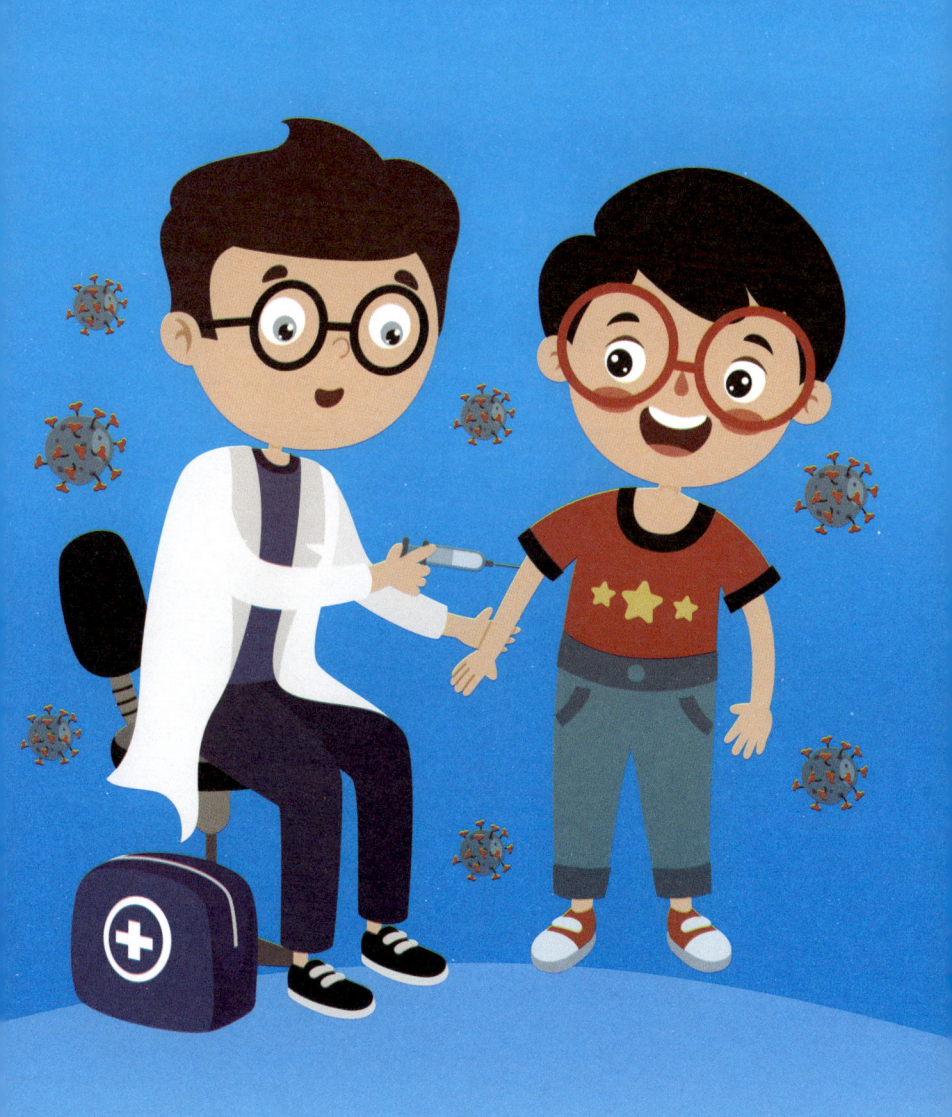

十二、流感疫苗

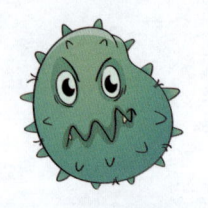

　　流感疫苗属非免疫规划疫苗，在部分城市已纳入免疫规划疫苗。根据每年流行优势株不同而制备，用于预防当年度流行性感冒（流感）分为儿童型和成人型。由于每年流感病毒流行毒株成分不同，所以每年都需要接种当年度的流感疫苗。在流感流行高峰前1~2个月接种能更有效地发挥疫苗的保护作用，故推荐接种时间为9~11月。实际上整个流行季均可接种。

　　流感是由流感病毒引起的急性呼吸道传染病。主要通过空气飞沫和（或）间接接触传播，人群普遍易感。临床特点为上呼吸道卡他症状较轻，而发热、头痛、乏力等全身中毒症状较重。

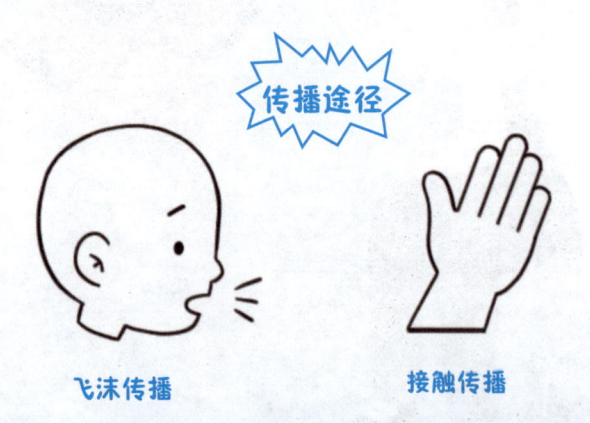

传播途径

飞沫传播　　　　接触传播

目前贵州省上市疫苗的相关知识 37

临床表现

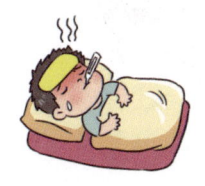

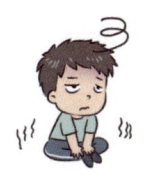

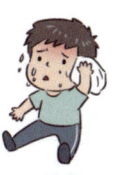

发热　　　乏力　　　头痛

流感流行高峰期
前1~2个月接种

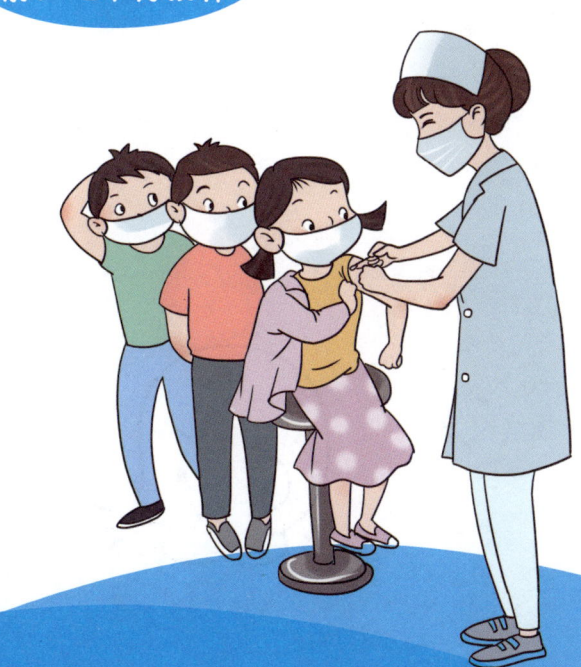

十三、肺炎疫苗

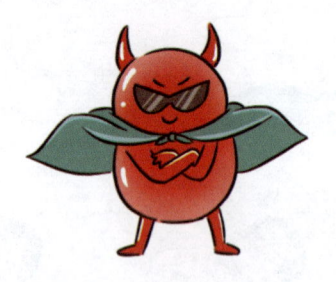

　　肺炎疫苗属非免疫规划疫苗。根据所含肺炎链球菌血清型不同分为13价和23价肺炎疫苗，用于预防因特定血清型肺炎链球菌引起的感染性疾病，特别是肺炎、脑膜炎等侵袭性疾病。13价肺炎疫苗用于5岁以下婴幼儿，23价肺炎疫苗可用于2周岁及以上儿童、成人。老年人、儿童及慢性基础性疾病（如心血管疾病、糖尿病、慢性呼吸系统疾病等）患者，可联合接种肺炎疫苗与流感疫苗。

　　肺炎链球菌常常导致肺炎、中耳炎、菌血症、脓毒血症、化脓性脑膜炎及其他呼吸道感染疾病等。儿童和老年人感染风险高。感染后可出现发热、咳嗽等上呼吸道感染症状。

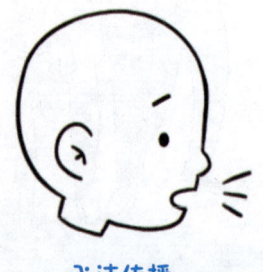

传播途径

飞沫传播

肺炎球菌的危害

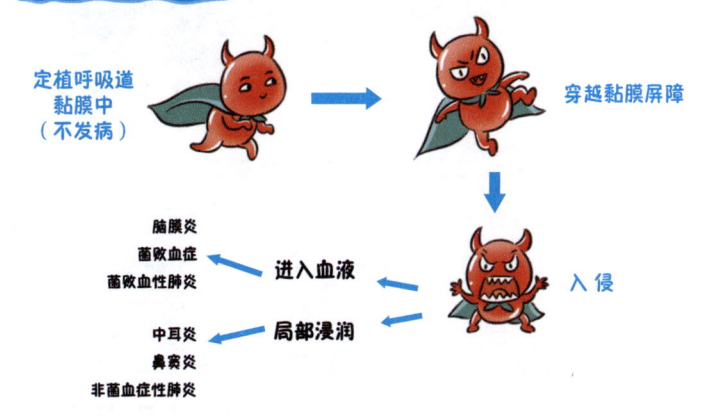

定植呼吸道黏膜中（不发病） → 穿越黏膜屏障 → 入侵

进入血液：
- 脑膜炎
- 菌败血症
- 菌败血症性肺炎

局部浸润：
- 中耳炎
- 鼻窦炎
- 非菌血症性肺炎

临床表现

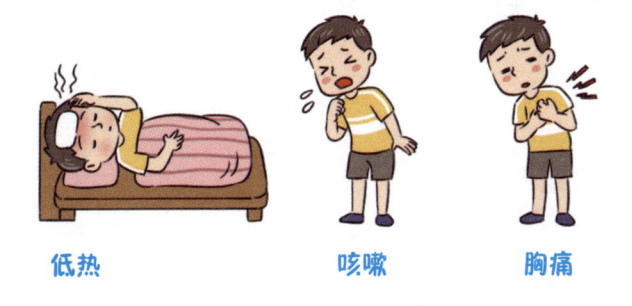

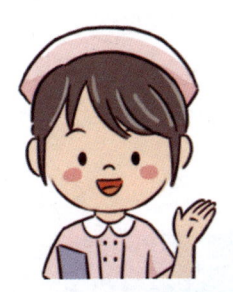

低热　　咳嗽　　胸痛

13价用于5岁以下婴幼儿
23价可用于2周岁及以上儿童、成人、老年人

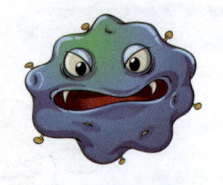

十四、轮状病毒疫苗

轮状病毒疫苗属非免疫规划疫苗。根据所含轮状病毒血清型不同分为单价和五价轮状病毒疫苗，用于预防由特定轮状病毒血清型引起的婴幼儿腹泻。6周龄即可开始服用。

轮状病毒引起的婴幼儿腹泻，常在秋冬季高发，故又称"秋季腹泻"。轮状病毒主要通过粪-口途径传播，其次是密切接触和（或）飞沫传播，5岁以下儿童易感。轮状病毒感染的主要临床表现为急性腹泻，常伴高热、呕吐、腹胀和肠鸣，严重者可出现脱水、器官衰竭，甚至死亡。

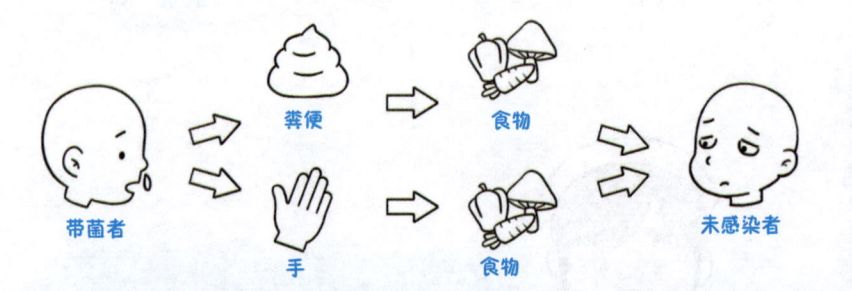

传播途径

带菌者 → 粪便 → 食物 → 未感染者
带菌者 → 手 → 食物 → 未感染者

目前贵州省上市疫苗的相关知识 41

临床表现

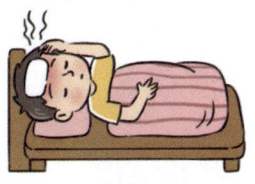

发热

腹泻

呕吐

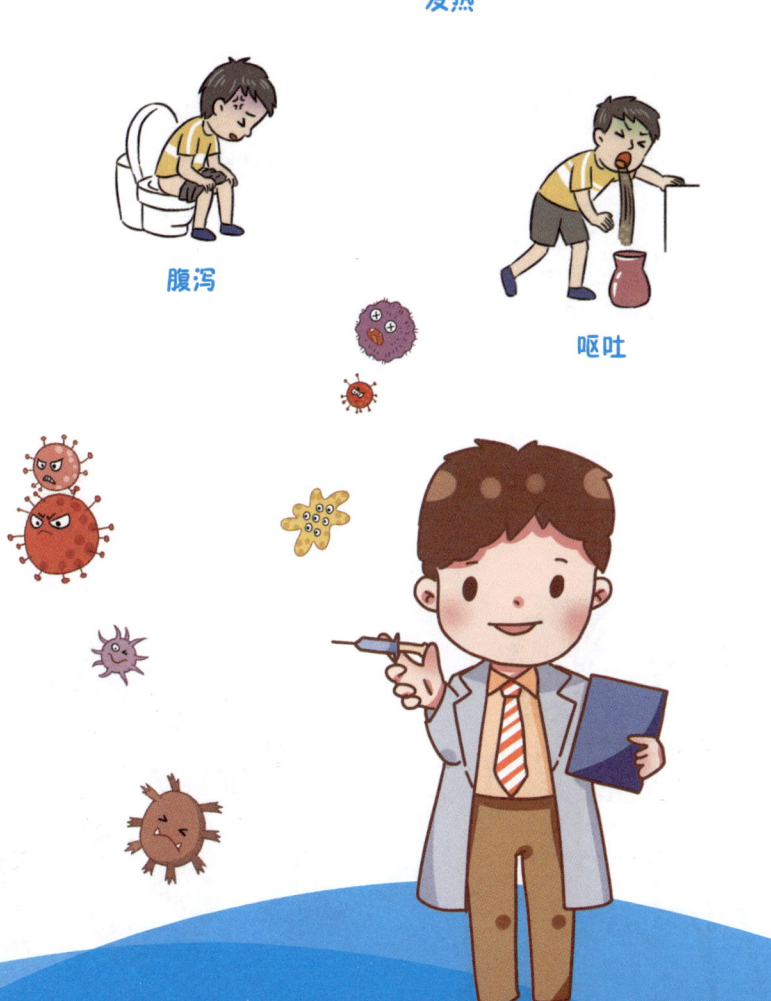

十五、肠道病毒71型（EV71）灭活疫苗

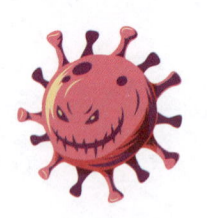

　　肠道病毒71型灭活疫苗属非免疫规划疫苗，用于预防EV71引起的重症手足口病。适用于6月龄至5岁婴幼儿。

　　手足口病是由肠道病毒引起的传染病，多发生于婴幼儿，可引起手、足、口腔等部位的疱疹，个别患者可引起心肌炎、肺水肿、无菌性脑膜脑炎等并发症。

　　引发手足口病的肠道病毒有20多种（型），其中以柯萨奇病毒A16型（Cox A16）和EV71型最为常见。

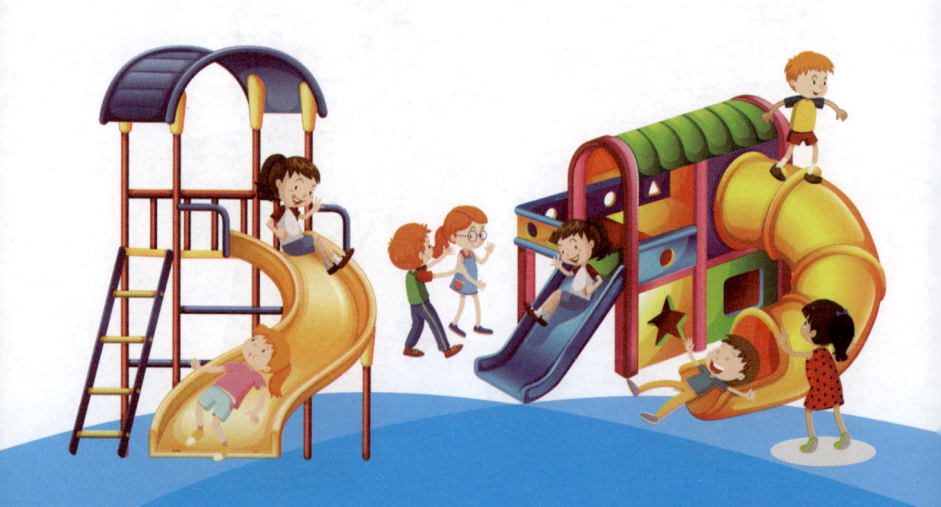

EV71除引起手足口病外，还可引起无菌性脑膜炎、脑干脑炎和脊髓灰质炎样的麻痹等多种神经系统疾病。

如何预防手足口病毒

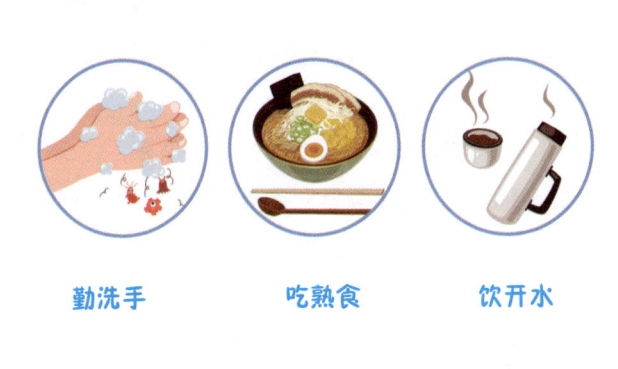

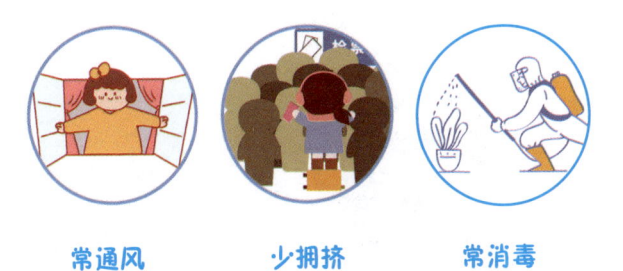

勤洗手　　　吃熟食　　　饮开水

常通风　　　少拥挤　　　常消毒

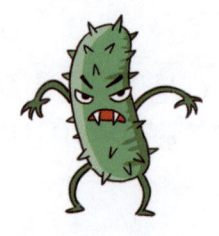

十六、人用狂犬疫苗

人用狂犬疫苗属非免疫规划疫苗，用于预防狂犬病，可于暴露前、暴露后接种。主要分为五针免疫程序和"2-1-1"免疫程序。三级暴露者应遵医嘱联合使用狂犬免疫球蛋白。

狂犬病是由患狂犬病动物的带毒唾液通过咬伤或抓痕而引起的发病后几乎百分之百致死的急性病毒性脑脊髓炎。发病前通常出现烦躁不安、头痛、发热、抑郁、感觉异常等前驱症状。狂躁和恐水是常见症状。随着病情的进展，逐渐出现局部麻痹或因麻痹、吞咽肌疼挛而导致怕水、谵妄、惊厥等症状。病程一般为2~6天，有时更长。患者如不采取医疗措施，可能会因呼吸麻痹死亡。

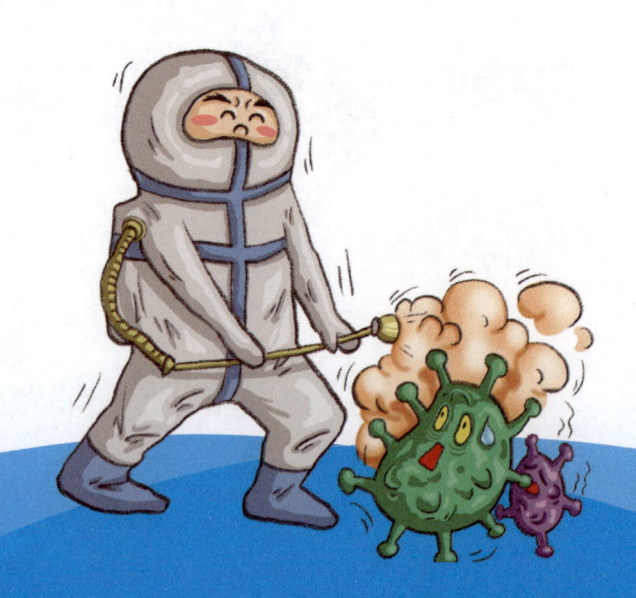

接触疑似携带狂犬病毒动物后的分级处理

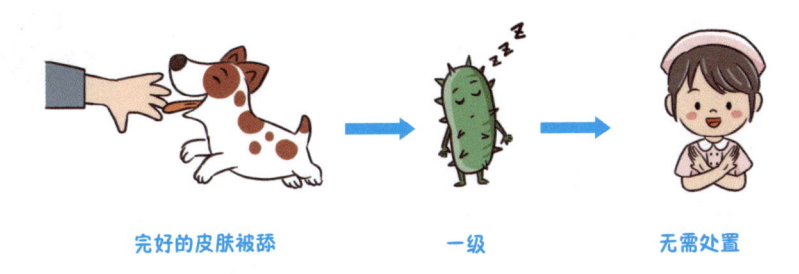

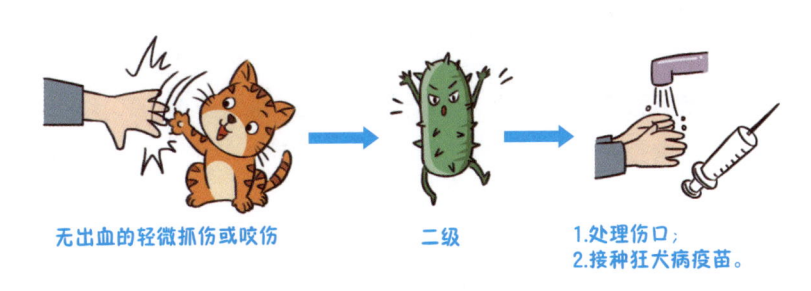

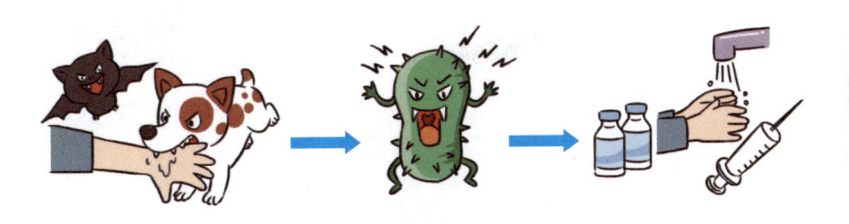

完好的皮肤被舔 → 一级 → 无需处置

无出血的轻微抓伤或咬伤 → 二级 → 1.处理伤口；
2.接种狂犬病疫苗。

1.伤口有明显出血；
2.破损皮肤被舔；
3.接触蝙蝠。 → 三级 → 1.处理伤口；
2.使用狂犬病被动免疫制剂；
3.接种狂犬病疫苗。

十七、人乳头瘤病毒（HPV）疫苗

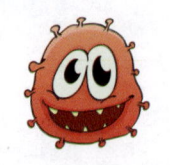

　　人乳头瘤病毒疫苗属非免疫规划疫苗，根据所含HPV病毒血清型不同分为二价、四价和九价HPV疫苗，用于预防由特定血清型引起的HPV感染。9周岁即可开始接种。

　　HPV主要通过直接或间接接触污染物品、性传播和母婴传播感染。低危型HPV感染主要引起皮肤疣体病变，如皮肤乳头状瘤和尖锐湿疣；高危型HPV的长期持续感染可能会导致外生殖器癌、宫颈癌的发生，研究证明，90%以上的宫颈癌伴有高危型HPV感染。

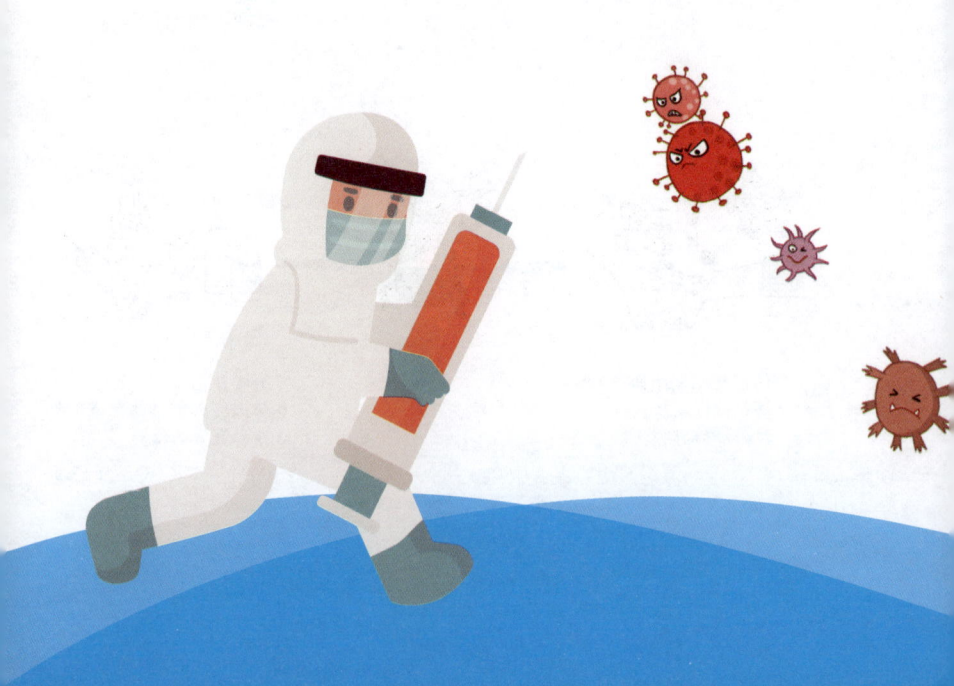

十八、伤寒疫苗

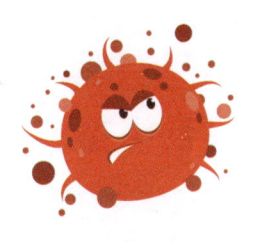

伤寒疫苗属非免疫规划疫苗，主要用于部队军人，港口或海边、铁路沿线的工作人员，下水道、粪便、垃圾的清理人员，饮食行业从业人员，医务防疫人员，水上生活和工作的人员，以及伤寒流行地区的人群。推荐准备前往伤寒病高发地区旅游的人群和从事伤寒沙门菌研究的实验室工作人员接种。接种7天后获得保护性免疫。建议每3年复种1次。

伤寒是由伤寒沙门菌引起的一种急性肠道传染病。主要经粪-口途径传播，未患过伤寒或未接种过伤寒疫苗的个体均属易感。临床特征为持续发热、表情淡漠、相对缓脉、玫瑰皮疹、肝脾肿大和白细胞低等，有时可出现肠穿孔、肠出血等严重并发症。

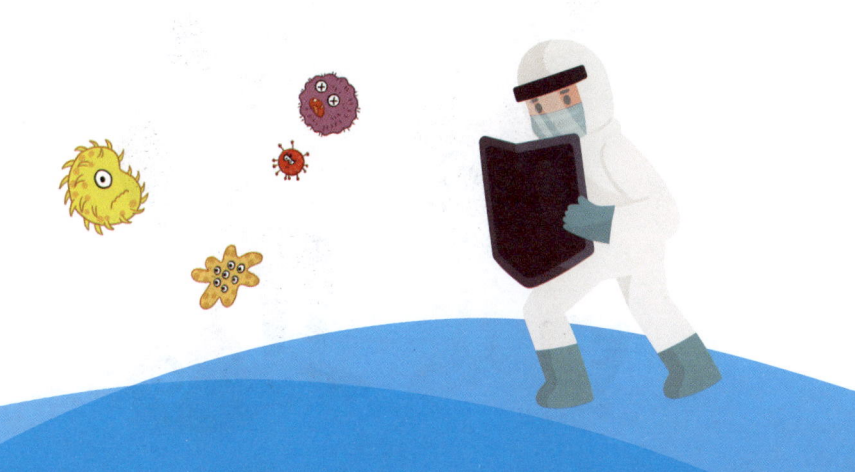

十九、霍乱疫苗

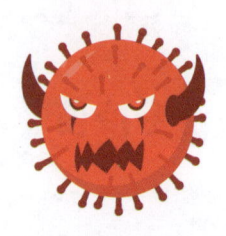

霍乱疫苗属非免疫规划疫苗，用于预防霍乱和产毒性大肠杆菌引起的"旅行者腹泻"。主要用于卫生条件较差的地区、霍乱流行和受流行感染威胁地区的人群，如旅客、旅客服务人员；水上居民；饮食业与食品加工业人员、医务防疫人员；遭受自然灾害地区的人员；军队和野外特种作业人员；港口、铁路沿线工作人员；下水道、粪便、垃圾的处理人员。起始接种年龄为2周岁。

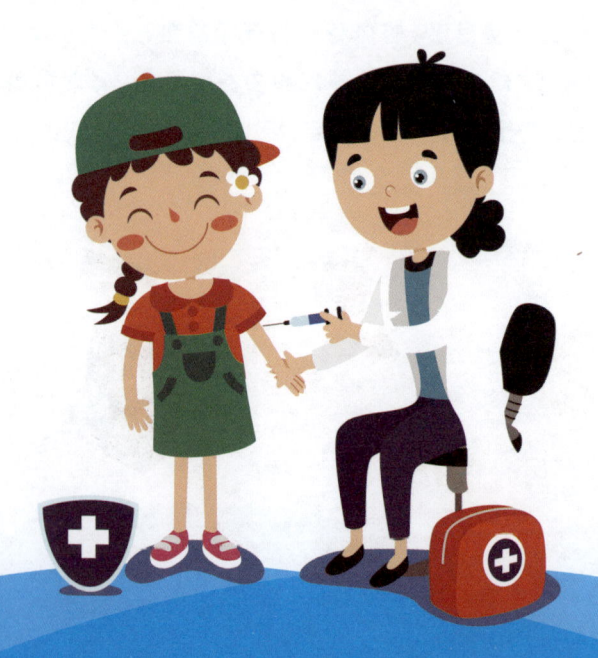

临床表现

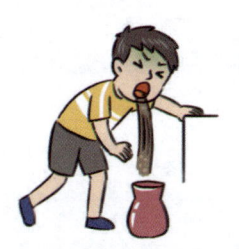

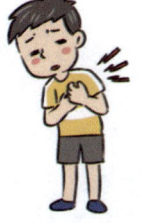

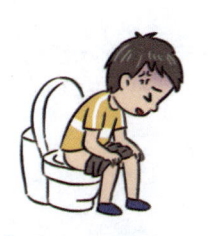

呕吐　　　肌肉痛性痉挛　　　腹泻

霍乱是由霍乱弧菌感染导致的烈性肠道传染病，主要经粪-口途径传播，人群普遍易感，但受胃酸和免疫能力等影响，感染后并非人人都发病。临床上以剧烈无痛性腹泻、呕吐，米泔样大便，严重脱水，肌肉痛性痉挛和周围循环衰竭等为特征。发病高峰在夏季，能在数小时内造成患者腹泻脱水，甚至死亡。

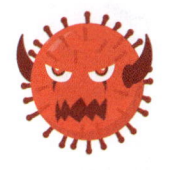

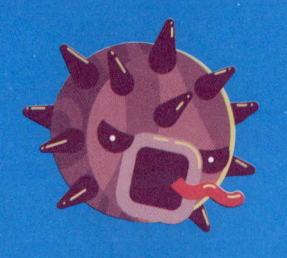

二十、戊型肝炎疫苗

　　戊型肝炎疫苗属非免疫规划疫苗，用于预防戊型肝炎，适用于16岁及以上易感人群。推荐用于戊型肝炎病毒感染的高风险人群，如畜牧养殖者、餐饮业人员、学生或部队官兵、育龄期妇女和疫区旅客等。

　　戊型肝炎简称戊肝，是由戊型肝炎病毒感染引起的以肝脏损害为主要表现的传染病。其传播途径与甲肝相似，隐性感染多见。

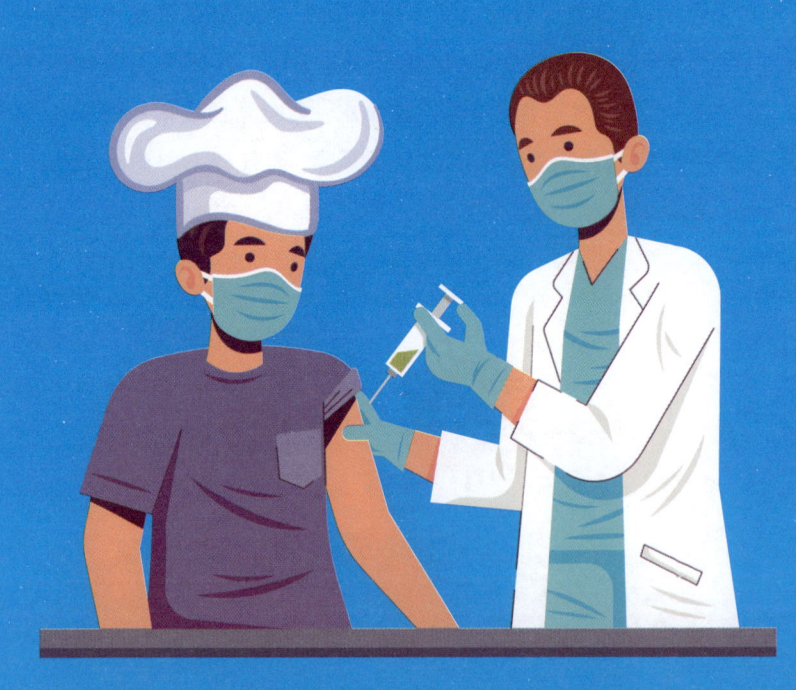

接种前准备

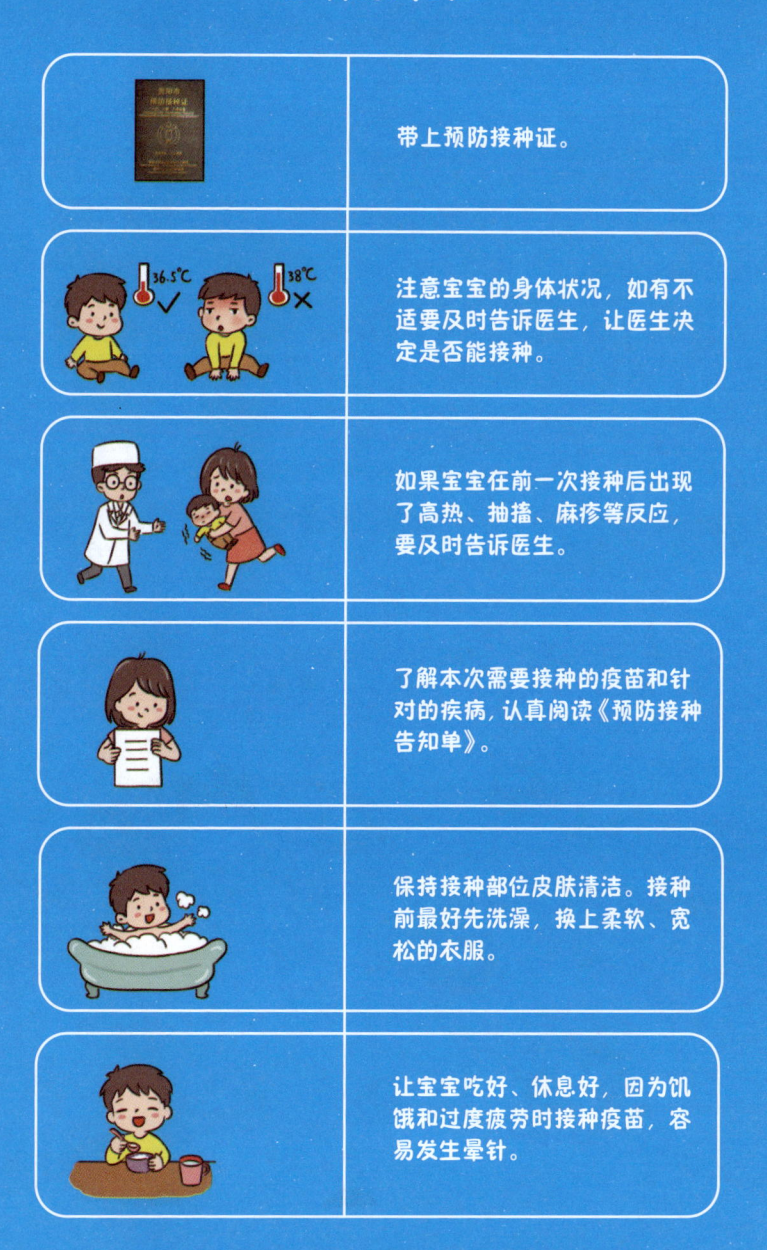

- 带上预防接种证。

- 注意宝宝的身体状况,如有不适要及时告诉医生,让医生决定是否能接种。

- 如果宝宝在前一次接种后出现了高热、抽搐、麻疹等反应,要及时告诉医生。

- 了解本次需要接种的疫苗和针对的疾病,认真阅读《预防接种告知单》。

- 保持接种部位皮肤清洁。接种前最好先洗澡,换上柔软、宽松的衣服。

- 让宝宝吃好、休息好,因为饥饿和过度疲劳时接种疫苗,容易发生晕针。

注意多人份疫苗接种时间

部分免疫规划疫苗为多人份疫苗，这些疫苗包括：

减毒脊灰疫苗（bOPV）	10人份/支
A群流脑疫苗	5人份/支
卡介苗	5人份/支
白破二联疫苗	4人份/支

为了避免多人份疫苗浪费，接种单位会采取预约接种的方式，家长必须按照在接种单位预约的时间带宝宝前来接种疫苗，一旦错过预约时间，请联系接种医生，预约下一次接种时间。

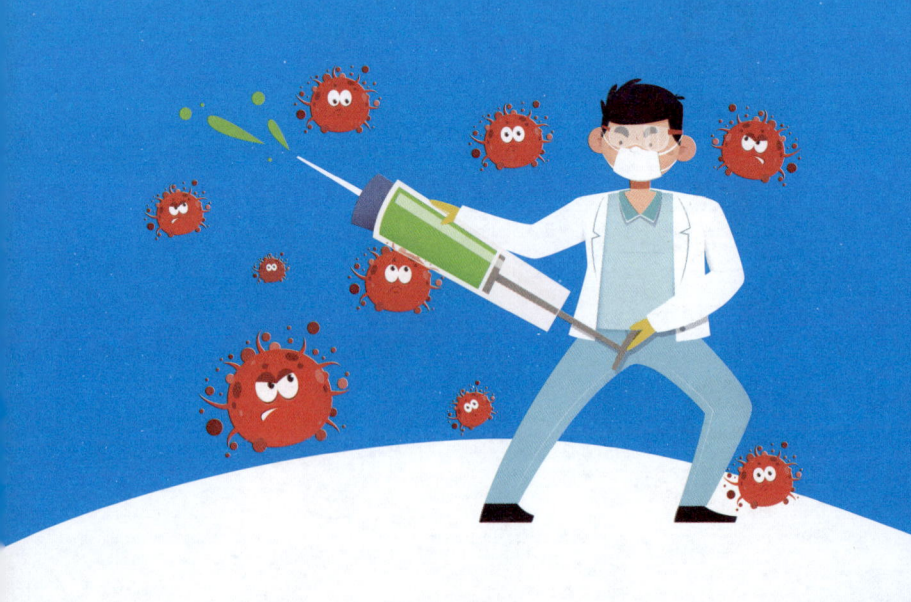

接种禁忌证

◎免疫异常：免疫缺陷、恶性疾病（如恶性肿瘤、白血病、淋巴瘤等），以及正在使用免疫抑制剂治疗的患者，不能使用减毒活疫苗，尤其注意患先天性肛周脓肿的婴儿，不能服用脊灰减毒活疫苗。

◎急性发病：如受种者正发热、慢性病急性发作、患急性传染病或急性传染病痊愈不到2周时，应推迟接种。

◎既往接种疫苗后出现严重不良反应：需要连续接种的疫苗（如百白破），如果前一次接种后出现严重反应（如变态反应[1]、虚脱或休克、脑炎或脑病或惊厥），则不应继续接种以后的针次。

◎神经系统疾病患儿：如未控制的癫痫、婴儿痉挛、脑炎后遗症和进行性脑病，不应接种含有百日咳抗原的疫苗、乙脑疫苗、流脑疫苗。

◎对疫苗成分过敏。

请仔细阅读哦！

---

[1] 变态反应，又称超敏反应，是机体对某些抗原初次应答致敏后，再次接受相同抗原刺激时所出现的异常过度免疫应答。

接种后注意事项

- 接种后在接种现场观察30分钟，无任何不适方可离开。

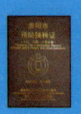

- 保管好接种证，与医生预约下次接种时间。

- 完成脊灰减毒活疫苗、轮状疫苗接种后30分钟再喂奶、喂水或食用其他热的食物。

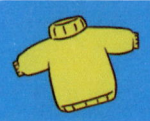

- 离开时请给宝宝穿好衣服，谨防吹风着凉。

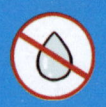

- 24小时内洗澡时不要搓洗接种部位，避免弄湿，以防感染。

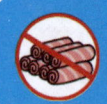

- 接种当天避免食用羊肉、鱼虾、海参等食物。

- 接种当天尽量多喂水，2~3天避免剧烈运动。

常见预防接种后反应

◎局部反应：接种疫苗后当天局部皮肤出现红、肿、热、痛，一般2~3天消退。

◎全身反应：一过性发热，少数人在接种疫苗后8~12小时体温升高，一般在38.5℃以下；烦躁、易激惹、睡觉不踏实、食欲减退、腹泻、呕吐、一过性皮疹，偶见较轻微嗜睡。

◎偶合反应：指接种疫苗时正处于一种疾病发病的潜伏期，接种后刚好发病，纯属巧合，与接种疫苗无关。

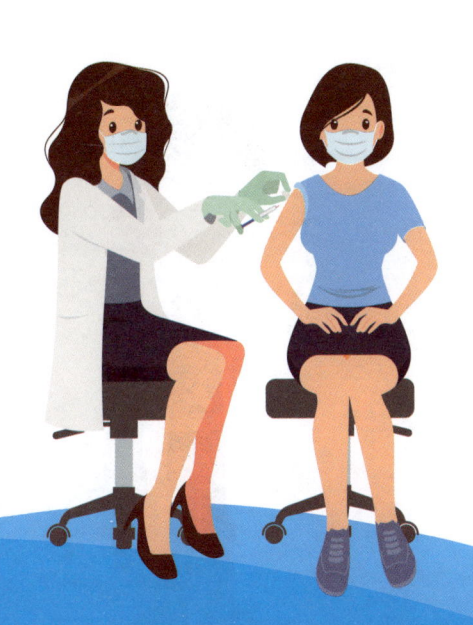

常见预防接种后反应处理

　　上述无论是局部反应或全身反应，一般无须特殊处理。注意休息，多饮水，保暖，防止继发其他疾病，经1~2天，这些反应就会自动消失。

　　体温低于38.5℃时，不需服药，物理降温，多饮水，注意休息即可；体温高于或等于38.5℃时，可服用退烧药，一般1~2天退热。

　　全身反应较重，持续发热数日服药不退者，应及时去医院就诊。

　　对于局部红肿硬结，24小时后可干热敷，每日3次，每次15分钟。

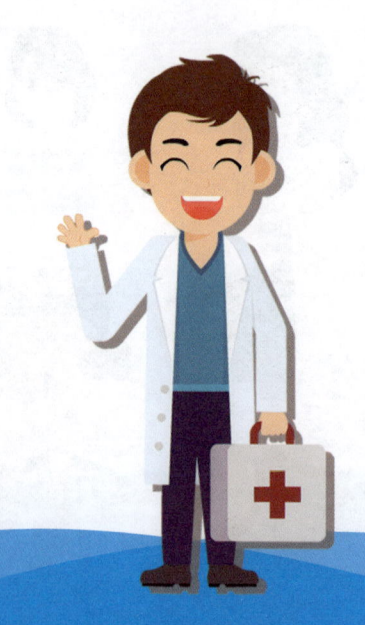

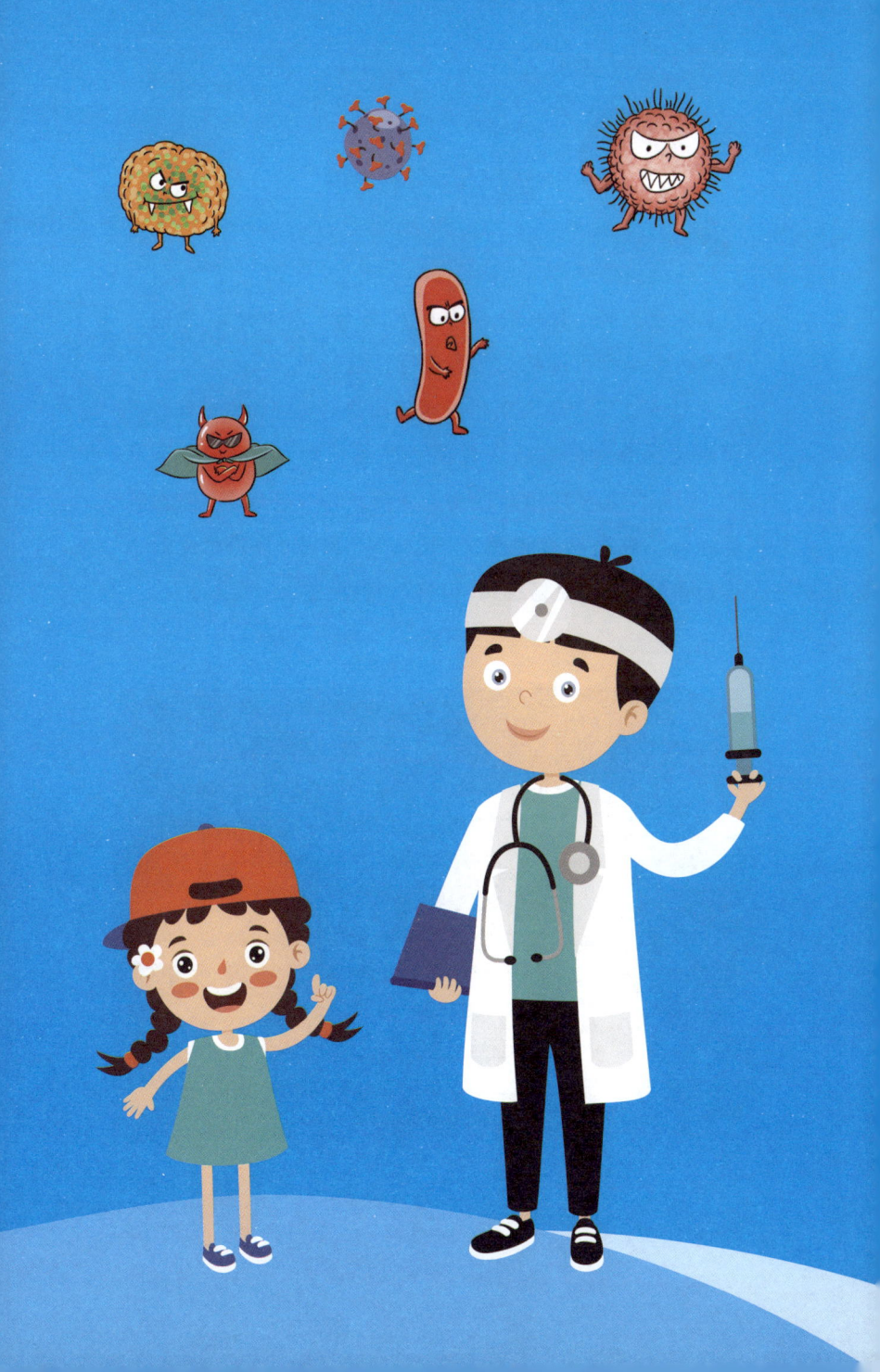

查漏补种

宝宝入托（园）、入学（小学、中学、大学等）、出国，成年人和老年人体检时均可进行查漏补种。

18岁以前如未完成相应年龄段的免疫规划疫苗接种，可到辖区接种门诊按照免疫程序进行补种，不需重复接种。如未完成相应年龄段的非免疫规划疫苗接种，可到辖区接种门诊咨询接种医生，在知情、自愿、自费的原则下进行接种。具体疫苗选择请咨询接种医生。

查漏时段	补种疫苗
入托（园）时	乙肝疫苗、卡介苗、脊灰疫苗、百白破疫苗、流脑疫苗、麻腮风疫苗、乙脑疫苗、甲肝疫苗、Hib疫苗、水痘疫苗、流感疫苗、肺炎疫苗、轮状病毒疫苗、EV71疫苗等。
入学（小学）时	乙肝疫苗、脊灰疫苗、百破疫苗、流脑疫苗、麻腮风疫苗、乙脑疫苗、甲肝疫苗、水痘疫苗、流感疫苗、肺炎疫苗等。
入学（中学）时	乙肝疫苗、脊灰疫苗、流脑疫苗、麻腮风疫苗、乙脑疫苗、甲肝疫苗、水痘疫苗、流感疫苗、肺炎疫苗、HPV疫苗等。

续 表

查漏时段	补种疫苗
入学（大学）时	乙肝疫苗、甲肝疫苗、水痘疫苗、流感疫苗、肺炎疫苗、HPV疫苗等。
出国时	乙肝疫苗、脊灰疫苗、百白破类疫苗、流脑疫苗、麻腮风疫苗、乙脑疫苗、甲肝疫苗、水痘疫苗、流感疫苗、肺炎疫苗、HPV疫苗等，根据目的地国家要求按需接种。
成年人	乙肝疫苗、甲肝疫苗、流感疫苗、肺炎疫苗、HPV疫苗（45岁以下）、带状疱疹疫苗（40岁以上）等。
老年人	乙肝疫苗、甲肝疫苗、流感疫苗、肺炎疫苗、带状疱疹疫苗（40岁以上）等。

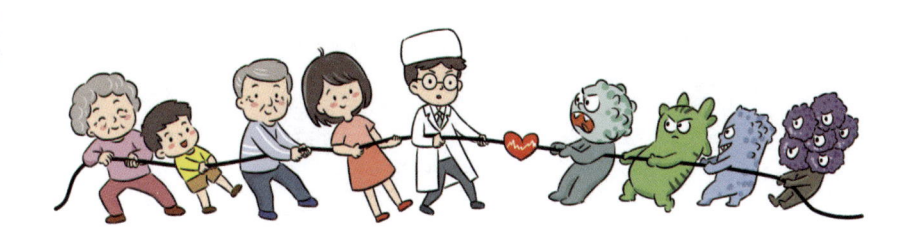

预防接种异常反应保险补偿

接种疫苗具有极高的安全性，但个别受种者在接种后仍有可能出现预防接种异常反应。国家实行预防接种异常反应补偿制度。

贵州省财政部门出资为每位接种免疫规划疫苗的儿童购买了免疫规划疫苗预防接种异常反应补偿基础保险。同时，《中华人民共和国疫苗管理法》规定：国家鼓励通过商业保险等多种形式对预防接种异常反应受种者予以补偿。

非免疫规划疫苗的预防接种异常反应补偿由疫苗上市许可持有人或其承保的商业保险公司承担。

您知道宝宝接种疫苗有什么保险吗？还可以购买什么保险？看看下图您就了解了。

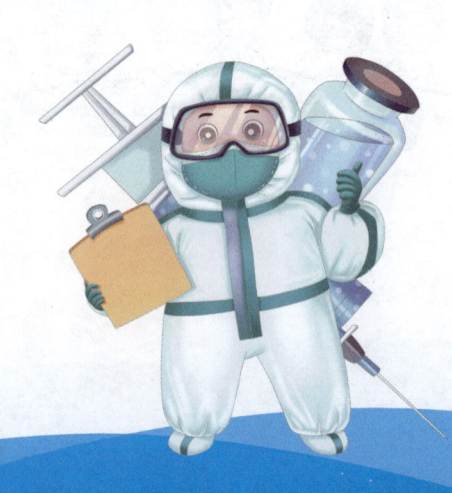

预防接种异常反应保险补偿 61

```
接种疫苗
   ↓
出现疑似预防接种异常反应
   ↓
调查诊断/鉴定为预防接种异常反应
   ↓
办理疫苗保险补偿
   ↓
┌──────────┴──────────┐
免疫规划疫苗          非免疫规划疫苗
   ↓                     ↓
政府出资统一向保险公司购买    由疫苗上市许可持有人或其
   （基础保险）          承保的保险公司进行补偿
   ↓                     ↓
由承保保险公司进行补偿    如自愿自费购买补充保险
                      （补偿范围扩大，补偿标准提高）
                         ↓
                      由承保保险公司额外进行补偿
```

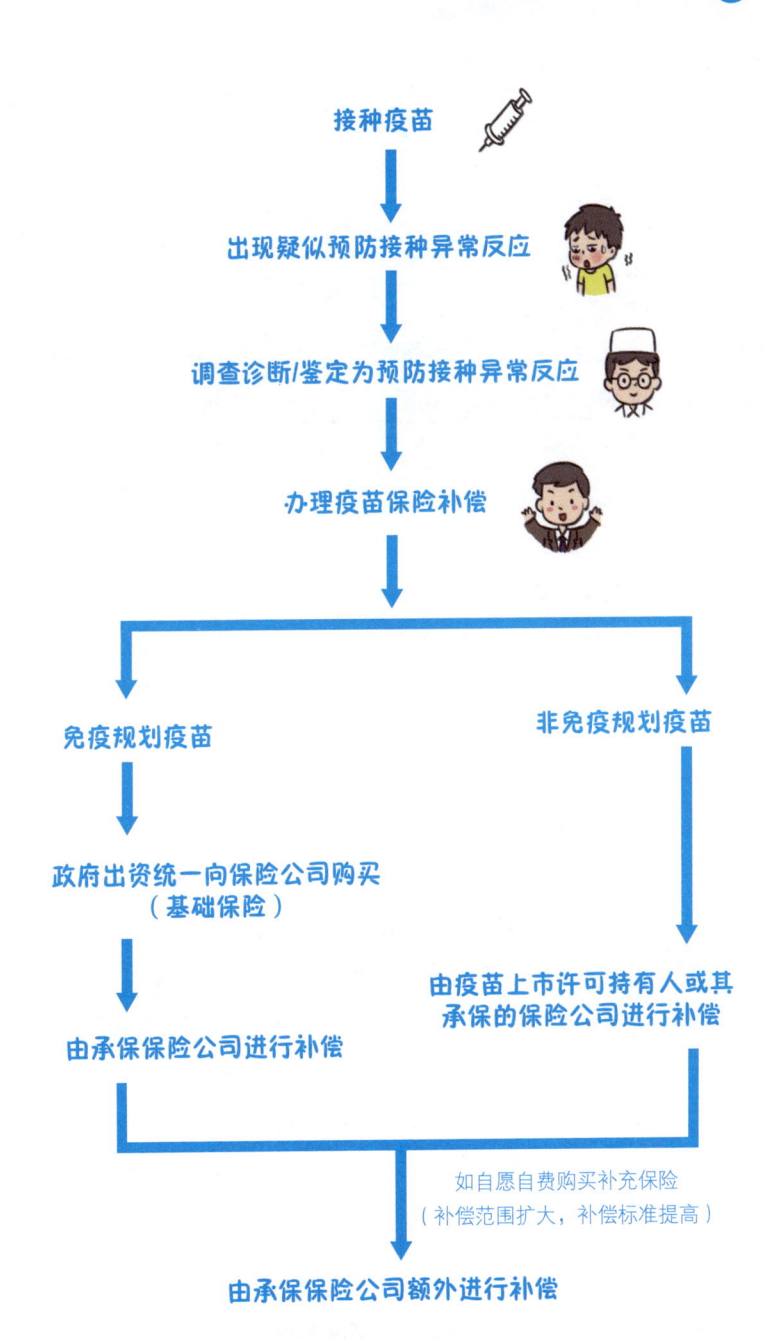

疫苗研发大事记

> 史料记载，最早的疫苗接种法（即"种人痘"）可追溯到我国唐代，后至清朝康熙年间得到进一步推广，周边邻国莫不"遣人至中国学痘医"。

- 1798年 英国医生Edward Jenner证实预先接种牛痘可以预防天花，自此开启现代疫苗接种时代。
- 1881年 法国微生物学家Louis Pasteur发现病菌的减毒作用，并研制出首批减毒活疫苗。
- 1901年 德国科学家Emil Adolf von Behring因开创了白喉的血清疗法，获得首届诺贝尔生理学或医学奖。
- 1921年 首个结核病减毒活疫苗（卡介苗[1]）正式问世。
- 1937年 瑞士病毒学家Max Theiler成功研制17D黄热病疫苗。
- 1955年 为对抗脊髓灰质炎（小儿麻痹症），科学家们相继开发了注射、口服两种形式的脊髓灰质炎疫苗。
- 1979年 首个针对乙型肝炎病毒（HBV[2]）的重组DNA疫苗获批。
- 1980年 第33届世界卫生大会正式宣布，天花已在全球范围内消灭。
- 1984年 研究发现疫苗保护的新层次，即疫苗的非特异性作用。
- 1991年 澳大利亚免疫学家Ian Frazer及其同事成功创建人乳头瘤病毒（HPV）的病毒样颗粒，之后被用于生产预防HPV相关的疫苗。

---

1 卡介苗：全称为Bacillus Calmette Guerin，即BCG。
2 HBV：是Hepatitis B Virus即乙型肝炎病毒的英文缩写。

- 2000年　反向疫苗学技术在b群脑膜炎球菌疫苗上首次应用成功。同年，全球疫苗和免疫联盟（GAVI[1]）成立。
- 2006年　针对前列腺癌症患者个性化定制的基于树突状细胞（DC细胞[2]）的癌症疫苗进行临床试验，这是首次基于细胞的癌症疫苗获批。
- 2008年　研究人员利用系统生物学方法提供模型用于预测疫苗接种反应，建立了疫苗反应评估系统。
- 2011年　人类宣布根除牛瘟病，这是第二个主要通过疫苗接种根除的疾病。
- 2013年　基因组编辑技术实现突破，合成生物学加速疫苗开发。
- 2015年　国家食品药品监督管理总局批准中国医学科学院医学生物学研究所自主研发的预防用生物制品1类新药——肠道病毒71型灭活疫苗（人二倍体细胞）生产注册申请，并于2016年首批疫苗获得批签发合格报告，也是全球第一个EV71疫苗。
- 2017年　个体化新抗原疫苗研究取得突破性进展。
- 2019年　美国食品药品监督管理局（FDA[3]）首次批准了重组埃博拉疫苗rVSV-ZEBOV。
- 2020年　国内正式批准首个Vero细胞新冠疫苗。
- 2021年　美国FDA正式批准了首个mRNA新冠疫苗，用于预防16岁及以上人群的新型冠状病毒感染。
- 2021年　国药集团中国生物北京生物制品研究所研发生产的新冠疫苗（vero细胞）获得世界卫生组织紧急使用授权，纳入全球"紧急使用清单"，也是第一个获得世界卫生组织批准的非西方国家的新冠疫苗。

1　GAVI：全称疫苗免疫联盟（Global Alliance for Vaccines and Immunisation）是一个公私合作的全球卫生合作组织。

2　DC细胞：树突状细胞也称DC细胞，即Dendritic cells, DC。因其表面具有星状多形性或树枝状突起而得名，是功能最强的抗原提呈细胞。

3　FDA：是食品药品监督管理局（Food and Drug Administration）的简称。

64 疫苗接种知多少

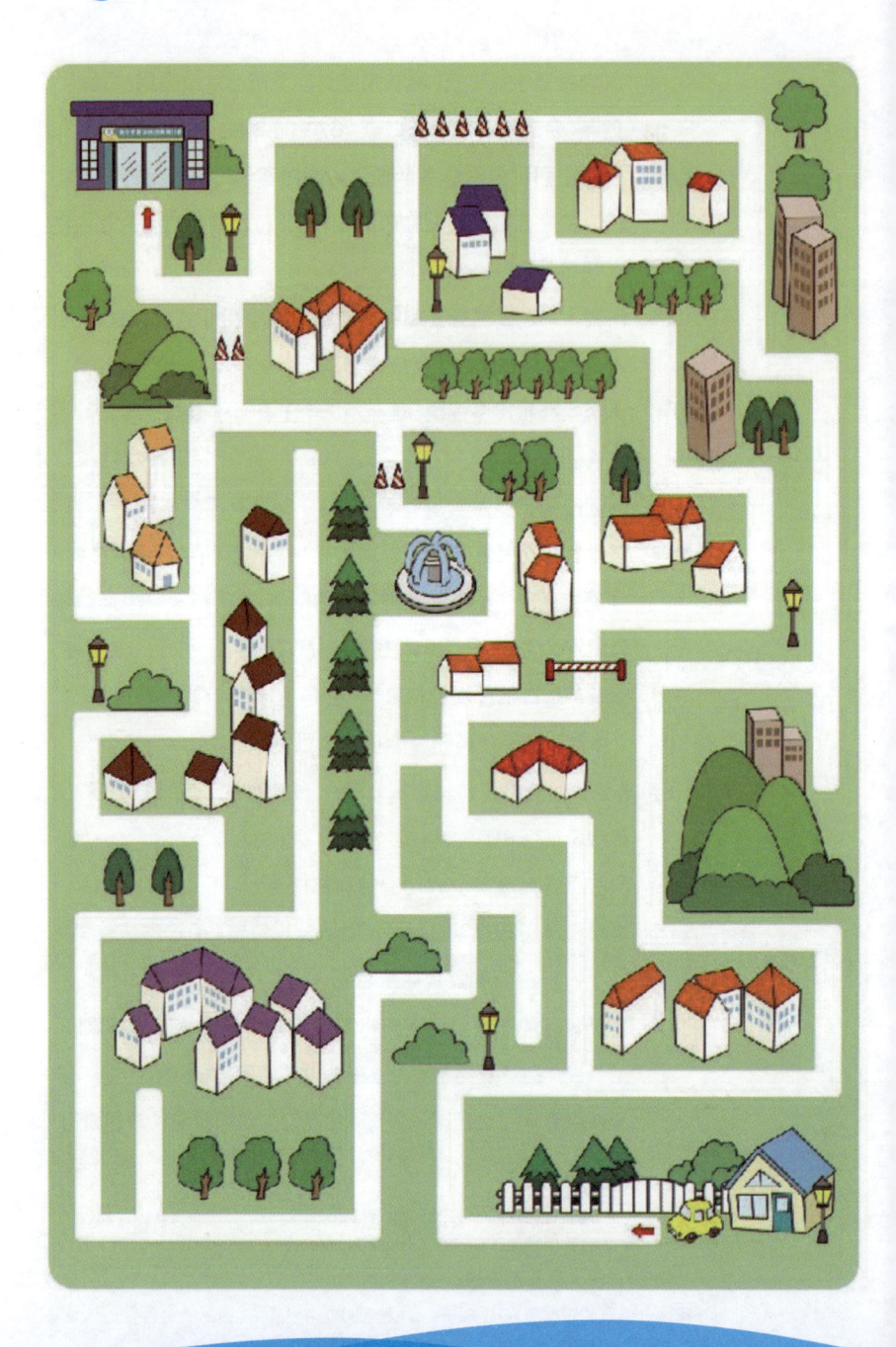